吳彬、叢遠新、呂韶鈞・編著

行意合一

運動 與 意識 融為一體，
體驗運動新感受。

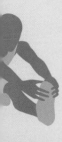

U0084750

關於作者

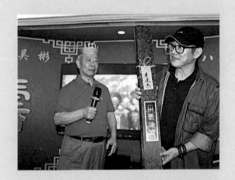

　　本書由吳彬老師指導，本人執筆完成，呂韶鈞老師給予指點和審閱。

　　人類歷史上年代最悠久流長、發展過程最波瀾壯闊、種類最絢麗多彩，且有大量史料可佐證研究的運動項目，大概就是中國的武術了！而中國武術能有今天的影響力，很大程度上取決於兩個因素：功夫電影的風靡，以及有一批武術教練常年在國內外開館授徒、傳播武術。

　　前者以李小龍、李連杰、成龍、甄子丹、吳京等為代表，後者則以吳彬老師為首。而李連杰、甄子丹、吳京又都是吳彬老師的弟子，在武術走向世界的過程中，吳彬老師可以說是居功厥偉。

　　吳彬老師在八十大壽慶祝活動中，送給李連杰、吳京等參與祝賀的學生以及各界朋友們每人一把專門訂製的寶劍，寶劍上刻有「精氣神」三個字。吳彬老師說，即使他百年以後不在了，寶劍也不會生銹，武術的「精氣神」仍會存在，並要繼續發揚光大下去。

　　練了一輩子武術的吳彬老師特別推崇形神合一（即本書提倡的「行意合

一」），因為「神無形則不存，形無神則呆滯」。正是由於以吳彬老師為代表的老一輩武術家的重視與努力不懈，使得中國武術在全世界都享有盛譽。最佳幸福體驗——心流理論的創始人米哈里・契克森米哈伊甚至認為，武術可視為心流的一種特殊形式，即修習中國武術可視為幸福的代名詞。

而形神合一已經被證實可以廣泛延伸到武術之外的各項運動中去，從理論上講，走、跑、跳繩等各種運動都可以像武術一樣，變成無與倫比的享受，讓人欲罷不能。可以很大程度上解決許多人缺乏運動導致的各種不健康問題，意義非同一般。

從某種角度上來講，本書是對吳彬老師傳奇一生的書寫，行意合一理論體系就是吳彬老師致力發揚光大的武術精氣神的凝練。

最後向吳彬老師致以崇高的敬意，願武術的「精氣神」長存！

叢遠新

2020年7月10日

推薦序一

中華武術是中華文化中的一塊瑰寶，源遠而流長，博大而精深，是文化學中以形表態、表勢、表法、表意的語言與藝術。以形而分，形而上者謂之道，是武學；形而下者謂之器，是武術。從原始格鬥術發展成擊舞一體、內外兼修的中華武術，是由中華文化孕育而成的。

形學，靜態的有幾何學，動態的有武術、舞術。武術起源於狩獵、作戰、祭祀、舞蹈，在敦煌莫高窟壁畫中有充分的考證分析，在《詩經》中有豐富的描繪吟誦，在東漢的《吳越春秋》中有理法深奧的越女論劍……由動物圖騰、自然物圖騰、神話人物圖騰產生了武術的技術、拳種、門戶、套路的雛形。在孕育到發展的漫長歷史過程中，受德、禪、道等儒、釋、道元素的浸潤薰染，形成了有別於現代體育和西方體育特點的獨特武術文化和傳承方式，但它不能等同於禪定、內丹的修身養性方式。

商周時期，「田獵」和「武舞」是軍事訓練的主要形式，至晉代以「口訣要術」為表徵的武術則初見雛形。元代禁武，使雜劇舞臺架子功與武術博擊祕傳私授產生分野，自明以降，武術與武學更有大的發展，也得到了傳統文化「天人合一」理論的滋養與規範，形成了動靜相生、剛柔相濟、快慢相同、內外合一的技術特色。隨著歷史上生產方式和作戰方式的演進，武術完成了從實用性、功利性向健身性、遊戲性的功能轉變，其價值觀也以健身為宗旨。然而，晉代荒誕無稽的長生道術、宋代主靜的程朱理學，使武藝對抗性的攻防技術逐漸式微。

今人對武術的了解，不少是從小說、影視中得來，但無論是南向北趙的劍仙俠客，還是梁、金肇始的新武俠流派，都不能達成武術的健身宗旨，只是徒具感官精神的悲愁喜樂。武俠功夫的重要概念——內功，是1932年還珠樓主李壽民杜撰發明出來的，不足以指導武術健身。有不少人從體育課的軍體拳、太極拳、劍舞中獲得武術的啟蒙，但要達成透過武術訓練獲得強身健體與心神愉悅的融合，

卻既沒有少林棍、武當劍的情景，又沒有秦嶺深谷幽蘭野修的閒情逸致。這就產生了兩個問題，一是採用什麼樣的方式方法，可以達到強身健體與心神愉悅相融合的目的；二是如何將鍛鍊與日常生活相結合。

叢遠新先生本書，以現代工程的觀念、理工男的語言、武術精髓的思想，大道至簡地回答了上述問題。此書為運動鍛鍊預設的目標是健康與幸福，並為此提出了相應的鍛鍊策略。書中說：「因此，『一個重要原則，兩個基本特徵』是我們普通人非常理想的運動鍛鍊策略。不僅提供了健康和幸福，還讓健康和幸福變得特別的簡單和可持續。」運動鍛鍊的設計是針對普通人的，因而是大眾化的，其形式是日常化的，例如走路、騎行、爬樓、拖地等活動，對場景沒有特殊的要求，因而是簡單易行可持久的、高效的，從而確保普通人輕易達到維持健康的最佳運動量。

支撐此書的理論是行意合一，即動作與意識的極致和諧統一，這來源於武學的「形神合一」。本書作者之一的吳彬老前輩特別推崇形神合一，認為「神無形則不存，形無神則呆滯」。形神是中國體育哲學人體觀的基本範疇，指人的形體和精神，而合一則指兩者的對立統一。南北朝範縝在《神滅論》中提出：「神即形也，形即神也。是以形存則神存，形謝則神滅也。」本書強調武術中「形」的運動性、實踐性，化「形」為「行」，從而化「形神合一」為「行意合一」。行意合一也是中華武術的一項重要特徵，是中國傳統文化的精華。

書中分析了動作（行）應具有的整體性和連貫性，以及意識的連貫性、專注性和享受性特徵，說明人在行意合一時，動作與意識將融為一體，從而產生二者的同步一致和相輔相成。指出：「行意合一並非源自外在的標準，而是內在的一致性。」又稱：「行意合一不是什麼高深的理論，而是人類與生俱來的天性，只是很多人在不斷地攀比、征服等過程中迷失了自己，越走越遠，越發遙不可及。」

如何才能行意合一、形神融通而產生對運動鍛鍊的自覺與喜愛。也許，你曾有過這樣的感受，當你專注於一件事情時，由於特別投入與忘情，而感到內心充滿愉

推薦序一

悅和幸福。在現代，積極心理學用科學的原則和方法來研究幸福，關注人類的健康幸福與和諧發展，其中有個核心的概念，即「心流」。行意合一的目的是引導運動者達到心流狀態（最佳幸福的心理狀態），使運動鍛鍊成為至美至善的享受，享有健康、快樂的高品質生活。從而，心流狀態成為行意合一的感證──感悟體證。

心流是一種專注於某行為時，所表現出的高度興奮與充實感的心理狀態。心流這一概念，由米哈里 · 契克森米哈伊於 20 世紀 70 年代提出。優秀的武術流派雖然源流有序、風格獨特、各成體系，但有一個共性，就是行意合一。武術形神合一、運動行意合一的境界是一種幸福心流的體驗。心流的產生有 3 個原則：目標清晰、即時回饋、挑戰與技能匹配。提升個體的能力，使之與任務匹配，有利於進入心流狀態。

中華傳統武術重視個體完善，強調動作與意識的和諧統一，是適合普通人的終身健身理念。此書將各種武術流派的共性提煉出來，命名為「行意合一」，結合心流的概念提出行意合一的判斷標準和達成目標，以此設計指導運動鍛鍊的方法，並將其介紹給大家，以此指導跑步、打球等日常運動，促成人們產生至美的心流體驗，以求在一定程度上解決缺乏運動鍛鍊導致的健康問題。

心流與傳統武術相結合，使傳統武術有了新的語境。目前，行意合一引導運動產生至美的心流體驗依賴少數人的感證，作為感證的實例，此書還附上了吳彬的學生，吳京、梁長興和趙慶建等武術冠軍的訪談。

相信此書對讀者是有益的。

也相信行意合一最終會被全世界所接受，作為中國乃至整個東方武術的重要特徵，與現代奧運理念「更高、更快、更強」成互補，共同造福全人類，這似乎也是人類追求幸福、健康的必然趨勢所致，但前提是經過針對大量群體的重複論證，這就需要我們科研工作者的努力了，期待這一天的到來。

陳綏陽 西安交通大學數學與統計學院 教授、博士生導師

推薦序二

我身邊總有這樣一些朋友，一邊喊著運動有益身心，一邊在每次鍛鍊前又想著各種藉口下次再說吧！終於運動了，每次都提醒自己，跑步能減重，游泳對心臟有益……目的相當明確。但即便這樣，很多人還是堅持不了幾天就放棄了，自然也沒有太多收穫。

每當問到放棄運動的原因時，大部分人會說「沒有時間」或者「實在練不動了」。實際上，放棄自己運動計劃的人真正缺乏的是動力，而並非時間、體力。可以說他們的心並沒有真的在運動上面，而是把其當成了一種交易，既然付出了時間和體力，那就要有收穫。比如減掉多少體重，瘦了多少腿圍……運動變成一種苦工，是需要得到補償的「工作」。但是在運動方面，付出是從開始的那一刻，但收益在前期並不明顯，難怪運動計劃的放棄率那麼高了。

依我看來，如果你想從運動中獲得真正的效益，是要用心的。也就是說，運動不應該是一種「以交換工資為目的的工作」，而應該視作一種修行。在每一次跑步、游泳、爬山、跳繩時，內心所想的應是活動本身，聚焦在動作上面，考慮的是每一次揮臂、每一個跳躍、每一次呼吸、每一個轉體，慢慢讓意識與動作統一，並享受這個過程，甚至欲罷不能，這樣就能從根本上解決無法堅持運動的問題了。這就是所謂的「行意合一」，這樣一來，每次運動不再是苦工，而是一件快樂的事情，運動帶給人們的好處也會不知不覺地到來。這正是本書作者對讀者朋友們提出的核心運動理念。

做到行意合一除了可以幫助人們堅持鍛鍊之外，更主要的是提供了更加科學的運動方式，讓運動更有效。隨著你的意識聚焦在運動本身，可以體會到身體的細微變化，比如肌肉的收縮、韌帶的伸展、骨骼的受力、意識與動作高度統一，在行意合一的狀態下，動作更加精準，心情更加愉快。因此，你可以做得更好，提高得更快，堅持得更久，且不容易受傷。

　　本書為大家提供了具體可行的方法，告訴大家如何做能夠實現行意合一，怎樣把這個原則運用到具體的運動中去。作者根據自身的武術、運動經驗，列舉了多種常見運動的行意合一實踐方法，將運動變得更快樂，更享受，更健康。

楊冬 北京師範大學生命科學學院 副教授

作者序一

中華武術，博大精深、源遠流長，是中華民族傳統體育中的瑰寶，凝聚了中國傳統優秀文化的精髓，是中國對人類文明發展史偉大的貢獻。

中華武術系統非常宏大，就種類而言，現存由國家體育總局認定符合「源流有序、拳理明晰、風格獨特、自成體系」的拳種就有 129 種。就時間跨度而言，有明確文獻記載並流傳影響至今的經典武術理論，其中多種已經超過了 2000 年歷史，很多人終其一生只能學成很少一部分。

雖然武術的流派很多，但由於同受中國傳統文化的影響，大量優秀的武術流派之間往往又具備一定的共性，都注重修練者內在的和諧統一，強調動作與意識的一致性和互洽性。遠在美國的著名心理學家米哈里 · 契克森米哈伊早在幾十年前就發現了這種共性，並指出因為該共性的存在，練習武術可以產生最佳的幸福體驗——心流。

本書將上述共性從武術中提煉出來，並命名為「行意合一」介紹給大家，如能以此指導跑步、打球等各種運動，使大家更易產生至美的心流體驗，從而愛上運動，可以很大程度上解決缺乏運動導致的健康問題，我則榮幸之至。

不過，由於行意合一理論形成的時間較短，用以指導大眾的實踐活動還有更多的細化工作需要做，希望武術界同好和相關科研人員共同努力，通過現代科學手段讓中華武術能更好地為人類健康做出貢獻。

吳彬

作者序二

雖然適度運動有利身體健康已成為絕大多數人的共識，但是，不能長期堅持運動也是很多人的煩惱。

因此，作為一個運動天賦一般、反應略微遲鈍的理工男，我比較關心對普通人真正行之有效的運動方案。多年來，我學習了運動生物學，又跟吳彬老師、呂韶鈞老師學習探討，總結出具備高效、享受這兩個基本特徵的運動方案，這樣才容易長期堅持。

所謂高效，就是能讓人們的全身都受到充分鍛鍊，從而降低患高血壓、心臟病、糖尿病以及多種癌症等疾病的機率，產生延年益壽的作用。

所謂享受，是鍛鍊者能充分享受到運動的樂趣，為之著迷，甚至欲罷不能，這樣才能長期堅持下去，快樂健身一輩子。所以本書的書名用的是「體驗運動新感受」，就是希望大家在運動時是享受的、是快樂的，而不是痛苦難以堅持的。

除此以外，還要遵循一個重要原則，就是具備可重複性，這樣才能確保絕大多數普通人切實受益。

可重複性原則對我們普通人來說至關重要卻又很容易被忽視。什麼是可重複性，舉個例子，屠呦呦女士發布青蒿素可治療痢疾的研究成果後，美國、印度等各國科學家均能重複驗證，說明這項成果具有可重複性。可重複性原則是科學事實成立的重要依據，是科學確定性、普遍性的基石。

運動也是如此，只有具備可重複性，普通人才能受益最大。世界衛生組織的《關於身體活動有益健康的全球建議》就滿足這些條件，它建議大家進行適量的中等強度以上（含中等）的有氧身體活動。也就是說，對大部分時間、精力有限的普通人來說，進行適量的慢跑、騎行、爬樓等中等強度以上的有氧身體活動即可，簡單、實用。雖然花很多錢拜名師學習一些高難度運動項目也能收到一定的鍛鍊效果，但對多數普通人來說，長期堅持的可能性會較小，費錢費時的運動還

真不一定比人人皆可做的常規運動效果強。

同樣，只有「享受」具備可重複性，大多數普通人才能真正愛上運動，從而長期堅持下來。所幸的是，在一定條件下，運動確實可以產生極致的幸福體驗——心流，該結論被包括中國在內的各國科學團隊重複驗證。

因此，「一個重要原則，兩個基本特徵」是我們普通人非常理想的運動鍛鍊策略，不僅提供了健康和幸福，還讓健康和幸福變得特別簡單和可持續。

為此，本書提出行意合一（動作與意識的極致和諧統一）理論，讓運動在享受中進行，從而能夠長期堅持，獲得健康長壽。並以此來指導人們日常走路、騎行、爬樓、拖地等活動，可使這些活動都能滿足「高效」特徵，從而確保普通人輕易達到維持健康的最佳運動量，行意合一還能引導多種運動都能達到最佳幸福心理狀態——心流狀態，使這些運動變成至美的享受，從而享有健康、快樂的高品質生活。

行意合一是中國傳統武術的一個重要特徵，是中國傳統文化的精華。雖然中華武術博大精深，但是很多只能局限於師傅與徒弟間的口傳心授，對普通人來說普及性不高。行意合一理論則易於被普通人掌握和應用。

本人在武術泰斗吳彬老師的指導下，查閱了大量文獻，請呂韶鈞老師給予指點審閱，並訪談了吳京、梁長興、趙慶建等武術冠軍，將行意合一的理論提煉出來，奉獻給廣大讀者。

叢遠新

目 錄

第一章

行意合一，
健康、幸福的
試金石

第二章

行意合一
到底是什麼

第三章

行意合一之
實踐應用

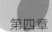

第四章

最高效、
最持久的
減肥妙策

第五章

行意合一：
伸展聖經

第六章

腦力活動
啟示

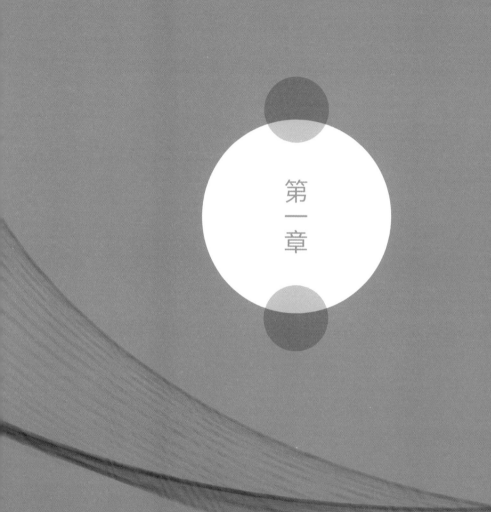

第一章

行意合一，
健康、幸福的
試金石

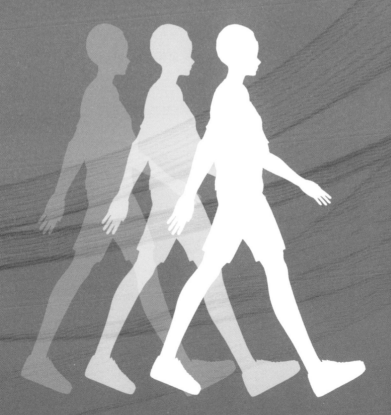

大文豪列夫‧托爾斯泰曾說過：「不幸的家庭各有各的不幸，幸福的家庭卻是相似的。」

從心理學角度來說，這是有一定道理的，雖然我們可以憧憬成千上萬種幸福，但心理學研究顯示，不同國別、種族、性別等群體的最佳幸福體驗卻表現出高度的一致性，**即具備「心流」（flow）的特徵。**

今天，你心流了嗎？

生活中經歷心流越多的人，幸福感越強，心流可以說是衡量幸福的試金石，心流的廣泛延伸可使個人生活品質最優化。

那麼什麼是「心流」呢？

著名心理學家、積極心理學奠基人米哈里‧契克森米哈伊（Mihaly Csikszentmihalyi）對運動員、藝術家等不同群體做了大量調研，發現這些人所描述的最幸福時光有著非常相似的地方，那就是：全身心地投入到自己所喜歡的活動中，並且能連貫流暢地持續下去，一以貫之。

契克森米哈伊將這種情緒命名為「心流」，他特別強調了這種情緒並不是實現了某個目標後的短暫快樂，而是一個持續的過程，這個過程具有水流的特徵：順乎自然、連貫流暢、一氣呵成。所以譯者多將這種情緒譯成「心流」，也有譯成「流暢感」、「沉浸」等其他詞彙的。心流理論由契克森米哈伊提出後，已在世界各地被研究和應用，並且已經被廣泛應用到各個領域中。

想想自己有沒有過心流的狀態，是不是覺得很幸福？

心流體驗中，有一個最典型的特徵就是：只關注當下，全神貫注於活動過程本身，而非除此之外的任何狀態。也就是說，幸福的關鍵在於是否能享受努力的過程，用契克森米哈伊的話說，那就是「最有價值的幸福是集中在此時此刻，以自己擅長的專業

技能從事自己認為有意義的活動，是全身心投入時的狀態……。」

有趣的是，心流體驗往往不會出現在消極娛樂的時刻，比如看電視是最不容易產生心流的。奢侈的休閒形式（比如坐遊艇）比起從事運動、交際、手工製作或者學習等提供的心流體驗要少得多。心流只發生在對個人而言很有挑戰性、很有價值的任務時，所以學習、工作更容易產生心流，而運動則最易產生心流。

其實，生活對我們每個人都是公平的，不妨多從事一些有一定挑戰性的、有積極意義的活動，去享受心流的狀態，否則即便擁有再多的金錢也不一定快樂。

雖然心流極美，被公認為是最佳的幸福體驗，但卻無法形容，因為太美了。處在心流體驗中時，人們只會專注於活動本身，心流過去後，才意識到經歷了無比愉悅的時光。就像睡了個好覺一樣，人們無法刻意體會，只能在醒來後才會意識到。

運動時最易產生心流，下面是一些朋友在運動後的體驗，用此來描述一下這無比美妙的幸福感。

> 慢慢地，像進入夢境一樣，不知不覺間10公里就跑完了……。

> 那個腳啊，不聽使喚地往上踩，不知不覺就爬到5樓了。

> 每次跳繩都有這種感覺，我喜歡跳二迴旋（跳一次甩兩下繩），越跳越快，夾著凌厲的呼嘯聲，一口氣連跳50個，那種淋漓盡致的酣暢感好極了。

> 騎車天天都有這種感覺，3公里以後就會漸入佳境，越騎越快，臀部從車座上抬起來，像風一般騎行，這種感覺超級棒，以至每次到了公司門口都不想停……。

需要說明的是，語言遠遠跟不上表達的需要，尤其當表達的物件是複雜的感受時，運動極致的幸福感只有經歷以後才會知道。

行意合一，讓運動變成至美的享受

目前有關心流的研究主要集中在情緒體驗方面，至於如何才能產生心流，尚無有效的指導、干預手段。

不過，心流理論創始人契克森米哈伊在《生命的心流》一書中指出：源自中國的東方武術不像西方武術只注重體能表現，而傾向於修練武者的心理與精神狀態。武者的目標在於瞬間不假思索，便以最佳招數搏擊對手，也就是大家常說的「下意識」，就像你伸手拿筆不用想動作要領一樣。武道高手聲稱，戰鬥是一場充滿樂趣的藝術表演，平時意識與行為二元化（意識與行為不同步或者不一致，一般多是意識引導行為）的狀態，會在戰鬥中轉為一元化（意識與行為同步一致）。因此，武術也可視為心流的一種特殊形式。

我們所推崇的行意合一理念就是希望大家在運動時能夠產生心流，人只有在愉悅的狀態下才容易堅持，而運動對於人們來說，能夠長此以往地堅持下來，才能達到強身健體、長壽的目的。行意合一即為意識與行為的極致統一，主要從武術中提煉出來，並對其他各種節奏性運動（如快走、跑步、游泳等）有廣泛的指導意義。

生活中運動帶來的體驗感不是單一的，而是多元的，可以是焦慮、抑鬱、痛苦，也可以是興奮、愉悅、美妙，進入行意合一狀態就很容易達到後者。當快走、跑步、爬樓、跳繩、洗衣、拖地等運動變成享受時，是不是更容易堅持？世界衛生組織以及美國、澳

洲、加拿大、太平洋地區等相關機構建議的合理運動方案都有一個共同特徵：**在快樂的時候，不知不覺間擁有了健康的身體，生活將會變得更美好。**

合理的運動促進健康長壽

大家都知道合理的運動對人體有益，本書提出的行意合一理念，就是一種很實用的方法，能幫助讀者朋友們長久地、愉快地堅持運動。

在了解如何在行意合一的狀態下運動前，我們先看看什麼樣的運動是合理的？又能給人們帶來怎樣的益處？

運動的必要性

中共中央、國務院印發的《"健康中國 2030"規劃綱要》首先提出了健康是促進人全面發展的必然要求。我們需要的是健康的長壽，而不是沒有生命品質、沒有尊嚴地活著，合理運動有利健康長壽，運動匱乏者更容易多病早逝。

大量研究資料顯示，缺乏運動者罹患癌症、高血壓、糖尿病、心臟病、阿茲海默症（老年癡呆症）等各種疾病的風險都高，而且早逝的風險也更大。也就是說，缺乏運動者所損失的不僅是生活品質，還有壽命，是很不划算的。

我們不妨來看看在這方面有先進經驗的國際組織及國家所列出的一些資料和建議。

世界衛生組織《關於身體活動有益健康的全球建議》，提出的缺乏身體活動的危害。

1 缺乏身體活動已成為全球第四大死亡風險因素，造成約6%的死亡率，僅次於高血壓（13%）和菸草使用（9%），其風險水準與高血糖（6%）相同。每年約有320萬人因缺乏身體活動而死亡。

2 據估計，21%～25%的乳腺癌和結腸癌，約27%的糖尿病，和約30%的缺血性心臟病患者患病可以歸因於缺乏身體活動。

3 大量研究顯示有規律地進行身體活動可以減少患冠心病、中風、第二型糖尿病、高血壓、結腸癌、乳腺癌和憂鬱症的風險。

4 此外，身體活動是能量消耗的關鍵決定因素，因而也是維持能量平衡和控制體重的基礎，而超重和肥胖占全球死因的5%。

《美國人身體活動指南》第二版[2] 列出了如下佐證。

1 對於年輕人來說，身體活動有助於提高認知、骨骼健康、身體健康和心臟健康，還可以降低患憂鬱症的風險。

2 對於成年人來說，身體活動有助於預防8種癌症（膀胱癌、乳腺癌、結腸癌、子宮內膜癌、食道癌、腎癌、胃癌和肺癌）；降低粗死亡[3]率；降低患阿茲海默症、心臟病、中風、高血壓、糖尿病的風險；有改善骨骼健康、身體功能，提高生活品質的作用。

3 對於老年人來說，身體活動降低了跌倒和摔傷的風險。

4 對於孕婦來說，身體活動可以降低患產後憂鬱症的風險。

⑤ 對所有群體來說，身體活動可以降低體重過度增加的風險，並幫助人們保持健康的體重。

《美國人身體活動指南》第二版強調的一個關鍵原則是「多動少坐」。久坐時間越長，導致心臟病、高血壓和全因死亡率的風險越高，所有的身體活動都有助於抵消這些風險，中等強度到高強度有氧身體活動效果更佳。

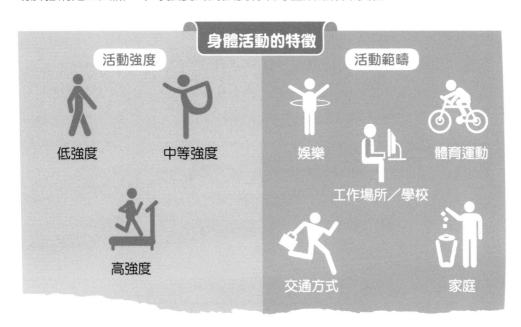

《美國人身體活動指南》第二版有關久坐的結論源自發表在《刺胳針》雜誌上的一項涉及超過100萬人試驗的研究報告，該報告還指出，每天1小時的中等強度有氧身體活動可以抵消一天坐8小時所帶來的健康風險，其中包括快走（5.6公里／小時）或快速騎自行車（16公里／小時）。

❶ 身體活動：由骨骼肌肉產生的需要消耗能量的任何身體動作。
❷ 由於《美國人身體活動指南》第二版編製時間較《關於身體活動有益健康的全球建議》更晚，所以掌握了更多有關運動更健康的科學證據。
❸ 粗死亡：指一定時期內各種原因導致的總死亡，通俗的理解就是不論任何原因導致的死亡。

第一章／行意合一・健康、幸福的試金石

行意合一

怎樣運動才能健康長壽

前面已經説了當人們缺乏運動時，多病早逝的風險偏高，那麼，普通人該如何運動呢？多大的運動量和運動強度才能維持健康？達到足夠的運動量和運動強度後有沒有必要進一步增強呢？

請選擇具有「可重複性」（replicability，可簡單理解為效果能被重複驗證）的運動方案。

日常，我們會聽到太多不同的運動建議，有建議日行一萬步的，有説太極拳好的，有認為瑜伽能延年益壽的，有説得花大錢加入健身房請專業教練指導的，有説練習易筋經能改變筋骨、開磚劈石的……到底哪個最適合自己呢？

我們推薦世界衛生組織《關於身體活動有益健康的全球建議》、中國的《全民健身指南》、美國的《美國人身體活動指南》第二版，這些權威指南的建議非常一致，也可以説是大眾的最佳選擇。

因為這些指南都是基於大量針對普通人的調研資料分析出來的結果，最大程度上符合了科學的可重複性原則，普通人參照執行獲益的機率最大。而且這些權威指南提供的方案簡單，也不需要多大的經濟或者時間投入，非常實用。

《關於身體活動有益健康的全球建議》告訴我們，預防高血壓、糖尿病、心臟病以及多種癌症等疾病的關鍵在於進行快走、跑步、騎車、爬樓、跳繩、游泳等各種有氧運動，每週進行150～300分鐘的中等強度有氧運動或者75～150分鐘高強度有氧運動或者兩種活動量組合即可。2017年我國出版的《全民健身指南》針對百萬中國居民的調研資料也支援該結論。2018年出版的《美國人身體活動指南》第二版收集的更多證據同樣支持此結論。

因此，對普通人來說，進行具有可重複性的運動對健康長壽最有益。

所以說，健康長壽對大家都是公平的，無須多大的經濟或者時間投入，適度從事快走、跑步、爬樓、騎車等有氧運動即可。行意合一正好能促進快走、跑步、爬樓、騎車、打球、游泳等各種運動達到心流狀態，在健康的基礎上，充分享受幸福生活。

TIPS 何為「可重複性」

很多人在運動鍛鍊方面存在著較大誤區，讓原本簡單的運動鍛鍊變得無比複雜和艱難，這裡再強調一下可重複性的價值意義。

所謂「可重複性」，打個比方，屠呦呦女士發現了青蒿素可治療瘧疾後，其他科學家可以重複驗證，則屠呦呦女士的發現就具有可重複性。因為具有可重複性，所以能為全人類所用，具有普世價值，屠女士也因此成為中國首位自然科學諾貝爾獎得主。

可重複性為科學發現的基本要求，是科學事實成立的重要依據，是科學確定性、普遍性的基石。每當有新的研究發現時，真正的科學家們不會說該發現是否科學，更關心的是能否被別人重複驗證。因為一項新的科學發現可能是正確的，也可能是錯誤的，也可能是部分正確的，只有能被別人重複驗證的部分才能算是客觀正確的，具有真正的價值，一如牛頓的萬有引力定律一樣（在宏觀方面具有可重複性，故而被全世界認可）。

對患者來說，如果選擇具有可重複性的醫療手段，那麼痊癒的機率顯然最大。同樣，對普通人來說，如果選擇具有可重複性的運動方案，那麼，健康長壽的機率最大，世界衛生組織《關於身體活動有益健康的全球建議》就提供了這樣的運動方案。

　　世界衛生組織的《關於身體活動有益健康的全球建議》、中國的《全民健身指南》、美國的《美國人身體活動指南》建議基本一致，本書現摘要部分內容供讀者參考。想深入了解的讀者可以查閱原文或者原書，我們的感覺是《關於身體活動有益健康的全球建議》最簡潔，可由世界衛生組織網站下載；中國《全民健身指南》提供的方案最詳細，可以購買紙本書；《美國人身體活動指南》第二版提供的證據最詳細，可由https：//health.gov/paguidelines/second-edition/下載。

成年人年齡組建議

　　《關於身體活動有益健康的全球建議》對成年人（18～64歲年齡組）的主要建議摘要如下。

1
18～64歲成年人每週至少進行150分鐘中等強度有氧身體活動，或每週至少進行75分鐘高強度有氧身體活動，或中等和高強度兩種活動相當量的組合（活動量1）。

2
為獲得更多的健康效益，成年人應增加有氧身體活動，達到每週300分鐘中等強度或每週150分鐘高強度有氧身體活動，或中等和高強度兩種活動相當量的組合（活動量2）。

3
每週至少應有2天進行大肌群參與的強壯肌肉活動。

成人維持健康的每週活動量	
有氧身體活動	強壯肌肉運動
150～300分鐘中等強度或75～150分鐘高強度或者兩者組合	至少2天大肌群參與
快走、騎行、跑步、爬樓、跳繩、打球等	伏地挺身、單槓引體向上、舉重、大步爬樓等

說明

❶ 身體活動包括在日常生活中的休閒時間活動、交通往來（如步行或騎自行車）、職業活動（如工作）、家務勞動、玩耍遊戲、體育運動或有計劃的鍛鍊等。

❷ 涉及的部分名詞解釋如下。

強度（完成活動的用力程度）：指進行某項活動或鍛鍊時所需付出力量的大小。

中等強度身體活動：就絕對強度而言，中等強度身體活動指強度為靜息強度的3.0～5.9倍的身體活動。就個體能力的相對強度而言，中等強度身體活動通常為0～10級量表中的5級或6級。

《美國人身體活動指南》第二版提供了更簡易的參考標準，進行中等強度身體活動時可以交談，但不能唱歌。

典型的中等強度活動有打網球（雙打）、休閒式游泳、騎自行車（速度低於16公里／小時）、瑜伽、跳舞、一般庭院工作、打掃院子等。

高強度身體活動：就絕對強度而言，高強度身體活動指強度為成年人靜息強度的6倍及以上或為兒童和青少年靜息強度的7倍及以上的身體活動。就個體能力的相對強度而言，高強度身體活動通常為0～10級量表中的7級或8級。

《美國人身體活動指南》第二版提供了更簡易的參考標準，高強度身體活動時無法語言交談，說不了幾個詞就得停下來呼吸。

典型的高強度活動有跑步、游泳、網球（單打）、騎自行車（速度超過16公里／小時）、充滿活力的舞蹈、徒步上樓或負重上樓、重體力工作（挖掘、鏟雪）、健美操、跆拳道等。

有氧身體活動：又稱耐力活動，可以增進心肺功能，如快走、跑步、騎車、跳繩和游泳等。

❸在活動量1基礎上繼續增加運動量可獲得更多的健康效益，但超過活動量2後繼續增加運動量，效果會變得很小，且會增加受傷的風險。

❹對於身體活動水準較高的族群，不鼓勵降低現有身體活動水準的目標。

❺上述建議是根據如下證據編製的。

1. 通常每週150分鐘中等及以上強度的有氧身體活動即可使患冠心病、中風、高血壓等與心肺有關的疾病風險降低。

2. 每週150分鐘中等到高強度有氧身體活動可顯著減少患代謝功能疾病（第二型糖尿病、代謝症候群）的風險。

3. 每天30～60分鐘的中等到高強度有氧身體活動可降低患乳腺癌和結腸癌風險。

4. 研究顯示，一般人每週150分鐘以上的有氧身體活動可保持健康體重。

5. 負重肌耐力和抗阻力形式的身體活動（如運動訓練）可以有效促進骨密度的增加。

❻《美國人身體活動指南》第二版於2018年編製，比世界衛生組織的《關於身體活動有益健康的全球建議》晚了8年，提供更多有關身體活動與健康的調研資料，這些調研資料也支援《關於身體活動有益健康的全球建議》。另外，《美國人身體活動指南》第二版還列出了上述活動建議有利身體健康的更多證據。

1. 可以在短期產生立竿見影的效果，一次身體活動就可以減少焦慮、降低血壓、提高睡眠品質、增強胰島素敏感性。

2. 此外，身體活動有益於一些疾病的改善，包括減輕關節炎疼痛、減緩高血壓或第二型糖尿病的病情進展、減輕焦慮和憂鬱症狀，改善阿茲海默症、多發性硬化症、過動症和帕金森氏症患者的認知水準。

❼《關於身體活動有益健康的全球建議》以及《美國人身體活動指南》第一版均建議：有氧身體活動應該每次至少持續10分鐘，但《美國人身體活動指南》第二版刪除了相關建議，該版首次提出，只要做到「多活動、少坐著」，就能改善健康，**新的科學證據顯示，每個人不管在何時、何地以什麼樣的方式動起來，僅僅是動起來，就能顯著改善自己的健康狀況。**

❽中國《全民健身指南》對成年人的建議與上述建議基本上一致，只是增加了「伸展運動前後做」的細節建議。

未成年人和老年人的建議

　　《關於身體活動有益健康的全球建議》對兒童、青少年和老年人的部分建議摘要如下。

　　兒童和青少年的身體活動包括在家庭、學校和社區中的玩耍、遊戲、體育運動、交通往來、家務勞動、娛樂、體育課或有計劃的鍛鍊等。

　　為了增進心肺、肌肉和骨骼健康，減少患慢性非傳染性疾病的風險，建議如下。

1
5～17歲兒童和青少年應每天累計至少有60分鐘中等到高強度身體活動。

2
大於60分鐘的身體活動可以提供更多的健康效益。

3
大多數日常身體活動應該是有氧身體活動。同時，每週至少進行3次高強度身體活動，包括強壯肌肉和骨骼的活動等。

　　65歲及以上老年人的身體活動包括家庭和社區中的休閒時間活動、交通往來（如步行或騎車）、職業活動（如仍從事工作）、家務勞動、玩耍遊戲、體育運動或有計劃的鍛鍊。

　　為增進心肺、肌肉、骨骼等的健康，減少患慢性非傳染性疾病、憂鬱症以及認知功能下降等風險，建議如下。

1
老年人每週至少進行150分鐘中等強度有氧身體活動，或每週至少75分鐘高強度有氧身體活動，或中等和高強度兩種活動相當量的組合。

2
為獲得更多健康效益，老年人應增加有氧活動量，達到每週300分鐘中等強度或每週150分鐘高強度有氧身體活動，或中等和高強度兩種活動相當量的組合。

3
活動能力較差的老年人每週至少應有3天進行提高平衡能力和預防跌倒的活動。

4
每週至少應有2天進行大肌群參與的強壯肌肉活動。

5
因健康狀況不能達到所建議的身體活動水準的老人，應盡可能在能力和條件允許的情況下積極進行身體活動。

如何才能達到合理的運動量

雖然現代人大都知道適度運動有利健康長壽，但是能堅持做好的卻不多。因此，如何將合理的運動堅持下來才是關鍵，為此，《關於身體活動有益健康的全球建議》列出了不同國家的一些建議，現摘錄一部分供大家參考。

《用你自己的方式活動：基於美國2008身體活動指南的成年人指引，2008》，針對18～64歲的成年人建議。

（1）用你自己的方式活動。

（2）選擇一個你喜歡，並適合你生活方式的活動。

（3）找到最適合你的活動時間。

（4）有許多方式可以使適度的活動融入生活中，積少成多，聊勝於無。

（5）從你能夠勝任的活動開始，之後嘗試各種方法來增加活動量。如果你有一段時間沒有活動了，要慢慢開始，不能急於求成。幾週或幾個月後，你就可以建立起自己的活動方式，然後循序漸進，逐漸增加活動時間和活動頻率。

《澳洲12～18歲年齡組身體活動建議》。

選擇你喜歡或你認為你可能喜歡的一系列活動去嘗試。

澳洲《國家成年人身體活動指南，2005》針對成年人（18～64歲）的建議。

每天以盡可能多的形式活動，如養成步行或騎自行車的習慣，盡量不要以汽車代步，凡事最好親力親為，而不要偷懶使用那些省力的機械裝置。

《太平洋地區身體活動指南》針對18～65歲的成年人建議。

每天盡可能以多種你喜歡的形式進行活動。

《加拿大成年人身體活動指引，1999》55歲及以上成年人的建議。

（1）生活中每天以你自己的方式積極進行身體活動。年齡不是障礙，要循序漸進。

（2）找到你所中意的活動形式。

（3）使身體活動融入你的日常生活。逐步增加你目前所進行的身體活動的頻率。任何時候，任何地點，只要能夠步行，盡量步行。

總而言之，達到合理運動量的關鍵是：

1 享受身體活動，享受了才能堅持。

3 將身體活動融入到日常生活中，使走路、爬樓、洗衣、拖地等都能變成最有效的鍛鍊。

2 以盡可能多的形式活動，形式多了更容易達到運動量。

4 盡可能從事中等強度以上的身體活動，或者讓走路、騎行等活動達到中等強度或者高強度。

如果有一種運動理論能同時滿足上述4點，讓人愛上各種身體活動，並且正好使走路、騎行、拖地等身體活動都能達到中等強度以上，獲得最佳鍛鍊效果，那

將會是極度美妙的。

　　如果這種理論還具有普世價值，適合不同民族和國家的所有群體，人人都能做到，那就更好了。

　　而本書推崇的行意合一理論正好滿足了上述所有條件，讓你對健康的追求變得非常容易和快樂。

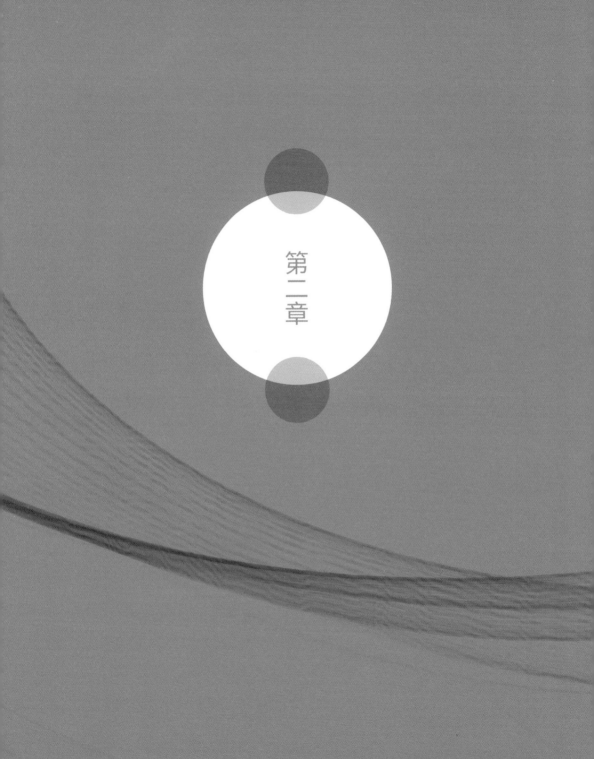

第二章

行意合一
到底是什麼

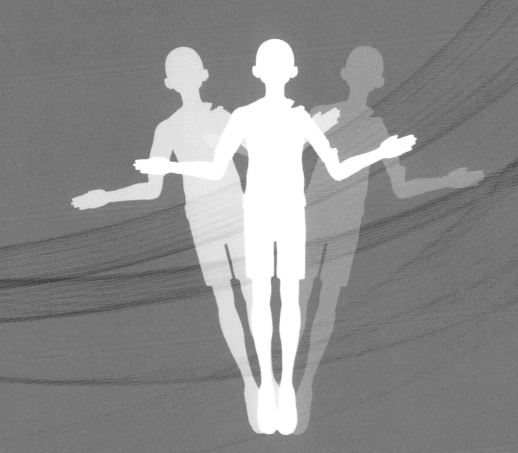

行意合一其實很簡單，就是將動作與意識融為一體，動作有整體性和連貫性的特徵，人在意識上的感受是享受的、專注的，情緒也是連貫的，動作與意識兩者高度和諧統一。通俗些說就是你在做一個或一組動作時，不用大腦再給指令，想都不用想就做出來了。

行意合一也叫作身心一元化、形神合一、精神與肉體合一等。

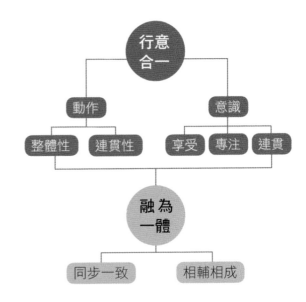

我們推薦行意合一的理念，是因為對普通人來說，它具有兩大優點。

① 提供最佳鍛鍊效果。從理論上講，整體性鍛鍊顯然比局部性鍛鍊更能使全身受到充分鍛鍊，從而讓鍛鍊效果更佳；從科學證據上講，整體性鍛鍊強度更高，可以使行走、拖地等各種活動達到中等強度以上。上一章已經提及，堅持每週150～300分鐘的中等強度有氧身體活動（或者75～150分鐘高強度有氧身體活動或者兩種活動量組合）有助降低患多種疾病的機率，有益於健康長壽。

② 讓生活變更幸福。當你在進行體育運動及體力活動時，感到無比的享受，生活的幸福指數無疑會大大提高，對討厭運動的超重者來說尤其如此。

對普通人來說，行意合一最大的優勢不只在於提供更加科學的運動方式，更重要的是使運動更易堅持，讓健康和幸福變得特別簡單且可持續。

儘管有關幸福和健康的理念很多，但對大眾來說實用的卻不多，所幸的是行

意合一理念做到了。人們在運動時，最難做到的就是堅持，但如果在意識上很享受，是不是就比較容易堅持下來了？動作的整體性和連貫性會使人在意識上的享受達到極致，兩者相輔相成、相互促進，使運動鍛鍊變成一件快樂的事。

這對少數意志力驚人的人來說或許沒有什麼價值（他們或許能堅持從事一輩子讓自己痛苦的運動），但對絕大多數人來說，卻是大有裨益的。本書作者之一叢遠新說：「我的幾個超重朋友，原以為自己一輩子與減肥無緣了，因為運動太痛苦，他們無法堅持下來，後來在我的指導下，選擇了適合自己的運動和節奏，逐漸愛上了運動，而且變得欲罷不能，不僅成功減肥，生活品質也大大提高了。」

行意合一的姿勢（靜態）

人們在日常進行走路、跑步等運動時，一般只有肩、胯、四肢參與運動，軀幹部分（除肩、胯）處於相對的靜態中。

在行意合一狀態時，處於相對靜態的軀幹姿勢表現出「中正安舒」的特徵。

日常，當你加快行走速度時，是不是頭抬得更高，脊椎更加挺拔，腹部和臀部肌肉收縮得更加緊湊。實際上，不僅快走如此，幾乎所有的節奏性運動在趨於整體性時，身體姿勢都會表現出類似特徵，傳統武學家早發現了這個規律，將其總結為「中正安舒」這四個字。

中正安舒為人之天性，運動達人們往往能在各種運動中憑本能做好，可以忽略本節內容，運動匱乏者可以參考一下。

具體來說，中正安舒就是要提頂拔背、氣沉丹田、收腹斂臀，使軀幹呈對拔拉長狀態，將S形脊椎伸展得更直。如此，身體處在更高的平衡狀態，支撐更加穩定，蹬地更加有力，更顯高挑挺拔，行走、跑步等會形成比平常更高的「運動身高」即出於此故。

　　保持在中正狀態時，精神更加振奮，注意力更加集中，並且能在快速的變化中使身體保持在穩定狀態，使人沉著冷靜。否則，稍有打滑或者磕碰身體就會變得東倒西歪，甚至導致摔跤，使人心慌意亂。因此，保持在中正狀態會有一種內固精神、外示安逸感。聰明的武學家們又拓展成「中正安舒」，從感知的角度進一步準確定位形容其含義。

TIPS　中正安舒的身體姿勢

提頂拔背、氣沉丹田

即上下對拔拉長脊椎，會有神清志明、精神抖擻、意念集中的感覺。

提頂

又作虛領上頂、虛領頂勁。其意為頭部要頂，頸部要直，同時頸部要靈活，可隨意轉動調節平衡，微收下頜。忌：低頭、昂頭、歪頭、晃頭。

氣沉丹田

快跑時，人們會本能地憋住氣，這樣可保持腹腔的穩定，有助力的傳遞。氣沉丹田就是介於這種憋氣和日常淺呼吸間的呼吸，既能保證呼吸持續下去，又能保證腹腔的穩定。

拔背

保持脊背挺拔，忌往前駝背或者往後仰背。

收腹斂臀

可以防止身體後仰，斂臀可防止身體前俯，收腹斂臀可以保持身體前後方向的平衡。

題外話　中正安舒乃人之天性

第一，從歷史的長河來看，人類一直是朝著中正安舒的方向進化的，參見右圖看得就很清楚了。

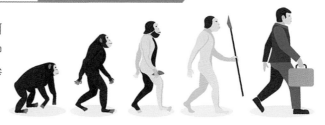

其中以「提頂」為最，在進化之前，古猿的頭骨還是和肩膀連在一起的，而我們聰明的祖先卻在幾百萬年的進化過程中，堅持提頂，終於進化出今天這樣利於直立運動和思考的構造。

第二，中正安舒為現代人與生俱有的天性，順之者更加健康長壽，失之則容易致病。

中正安舒並不是什麼高深的理論，是人們與生俱來的天性，試著加快行走速度，尤其是步頻（腳步的頻率，單位時間內的步數），就會發現身體越發趨於中正安舒（提頂拔背、氣沈丹田、收腹斂臀）的狀態，其中以軀幹挺拔最為明顯。目前已有多組調研數據顯示，行走快捷有力者更加長壽。如果不遵循相應道理，長期低頭彎腰駝背者容易導致腰椎、頸椎的疾病，這也是當下人們常見的問題。

第三，保持中正者，精神愉悅、頭腦清醒、毅力堅強。

研究發現，與「彎腰駝背，聳肩垂頭，癱坐在椅子上」的學生相比，「抬頭挺胸，坐得筆直」者堅持做題的時間長一倍，內心感覺更加舒坦和愉快。

當螢幕擺放得與人視線齊平時，往往使人的身體坐得更直，人也更加精神、振奮。還有研究顯示，這個姿勢可以增加肺活量，更好地輸送氧氣，使血液順利輸送到腦部，保持敏捷的思維。

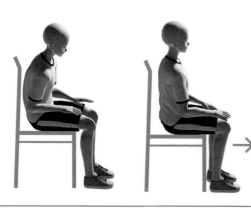

→ 保持中正者，精神愉悅、頭腦清醒、毅力堅強

上述道理也早為傳統武術家所發現，所以有這樣的一些說法。

提頂拔背，則神清志明。

提綱全在頂勁，故頂勁領起而周身精神皆振。

自始至終，頂勁不可失，一失頂勁，四肢若無附力，且無精神，故必領起，以為周身綱領。

頂勁領起，精神提得起，無滯重之虞。

保持中正安舒狀態的人更迷人。

澳洲新南威爾斯州紐卡索大學的一項研究顯示，當人們將頭略微抬起，下頜收緊放低，胸部挺起時（是相對於低頭彎腰的矯正，保持軀幹筆直、挺拔的意思，並不是向前反挺），最具風度和魅力，更能吸引異性目光。

行意合一的動作（動態）

到底做什麼樣的動作可以使人達到行意合一的狀態？容不容易做到？這肯定是大家最關心的，其實行意合一關鍵在於動作的整體性和連貫性。整體性可以產生最大速度、力量等效果，連貫性可以將不同時刻的動作效果累積起來。

整體性

人在行意合一狀態時，所做出的動作表現出高度的整體性。通俗地說，就是全身都在動，而不是只動某個部位。

所謂整體性，即利用全身相關肌群發力做功產生能量，以產生最大運動距離、速度、力量等運動效果，盡可能利用全身各肌群吸收傳遞過來的能量轉化為彈性勢能以重複利用，既能節約體能，又能避免局部受力過大而受傷。一般人在大多

數運動中可以依靠本能做好，只需加強速度、力度等即可，在後面的實踐應用部分會有詳解。

下面舉兩個簡單的例子，便於大家更好地理解行意合一狀態時的整體性。

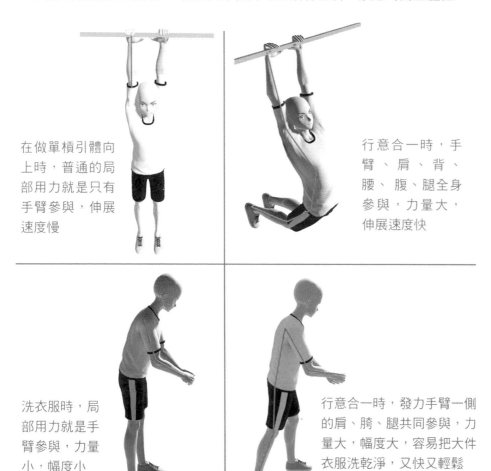

在做單槓引體向上時，普通的局部用力就是只有手臂參與，伸展速度慢

行意合一時，手臂、肩、背、腰、腹、腿全身參與，力量大，伸展速度快

洗衣服時，局部用力就是手臂參與，力量小，幅度小

行意合一時，發力手臂一側的肩、胯、腿共同參與，力量大，幅度大，容易把大件衣服洗乾淨，又快又輕鬆

其他的運動也是一樣，拖地時，手臂之外的肩、胯、腿共同參與，幅度大，力量大，地不僅拖得更乾淨，而且速度還更快；進行推鉛球、武術推掌、單手扣籃等運動時，全身參與均可產生出最大爆發力。

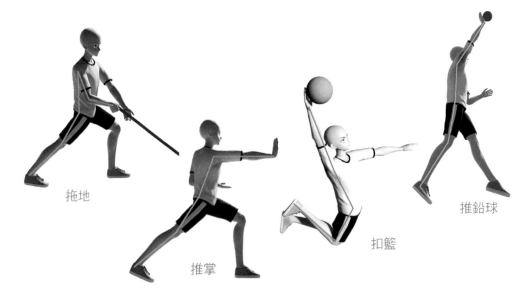

拖地

推掌

扣籃

推鉛球

　　動作整體性的一個外在表現就是形體高度一致：「一動無一不動，一靜無一不靜」、「一開（伸展）俱開、一合（收縮）俱合」、「一肢動百骸皆隨；一屈，全身皆屈；一伸，全身皆伸」。

連貫性

　　行意合一時，動作除了要有整體性，還應該具有高度的連貫性，要做到如下兩點。

| 第一 | 保持快慢、開合、剛柔的節奏性變化，做到剛柔並濟。 | 第二 | 在整個節奏性變化過程中，應連貫流暢，不能停頓。 |

　　運動達人們通常能在各種球類以及田徑運動中本能地做好這兩點，可以略過本節。對時間、精力有限的普通人來說，如果想在較低受傷風險的情況下達成較好的運動鍛鍊效果，可參考本節以下內容。

剛柔相濟

　　在進行節奏性運動時，動作要連貫，但速度、力量卻不能均勻不變，要有快慢、鬆緊、開合的節奏性變化，做到剛柔並濟。

　　剛柔是傳統武學中的概念，並不高深，是非常簡單的運動生物力學知識，運用得好能產生最佳效果，運用不好則費力，還容易受傷。

　　所謂剛柔，**即節奏性運動中，最剛勁有力的瞬間為剛點，累積了最大彈性勢能的瞬間為柔點**，整個運動就是在剛柔之間不斷轉換的過程，且剛柔能相輔相成、相得益彰。簡而言之，節奏性運動中的鬆緊交替變化就是柔剛的交替變化。

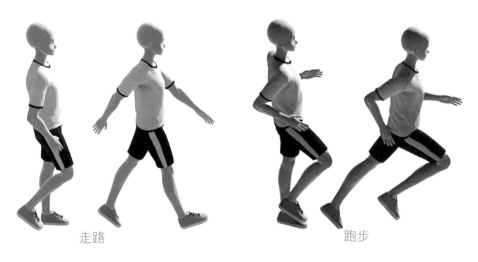

走路　　　　　　　　　　　　　　跑步

上面走路和跑步兩張圖都是左邊動作是柔點，右邊動作是剛點

第二章／行意合一到底是什麼

剛柔的變化遵循以下規律可以達到最佳效果。

合（收縮）則柔，開（伸展）則剛，合至最大值時為柔點，開至最大值時為剛點。

道理很簡單，從運動生物力學角度來說，動作越開，發力效果越佳，如膝關節由70°增加到170°，蹬地力量可由體重的1倍增加至6倍多。

因此，在腿即將蹬直瞬間充分發力（即「開則剛」）會產生極大的爆發力，一些腿部力量很大但跳躍能力不行的人就是不懂得相應道理，在彎曲時使全力，快蹬直瞬間反而使不上力了。

類似的，如做伏地挺身，在雙臂快撐直時充分發力，可以產生很好的爆發效果，能將身體快速推高，甚至推離地面至騰空，就像彈跳那樣。

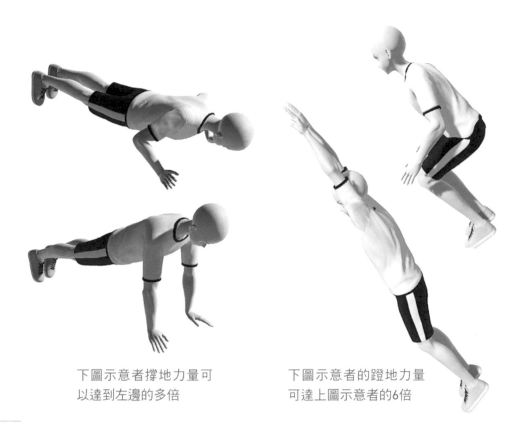

下圖示意者撐地力量可以達到左邊的多倍　　下圖示意者的蹬地力量可達上圖示意者的6倍

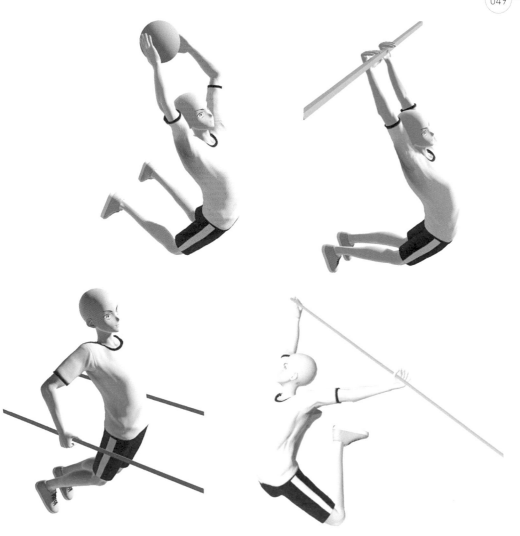

　　因此，開的時候適合發力，越開越是如此，開是動作之靈魂，更高、更快、更強的根本保證，各種高、快、強等爆發的瞬間皆處在「一開皆開」的極致狀態，否則就無爆發可言，這是遵循人體生理規律所致的。

　　不難發現，雙手扣籃、單槓引體向上、雙槓撐起、武術雙手劈棍等運動即將發力的瞬間，身體姿勢幾乎都是一樣的，全都是「一開皆開」的反弓伸展狀態，這樣可促使劈擊或伸展力量達到最大值。

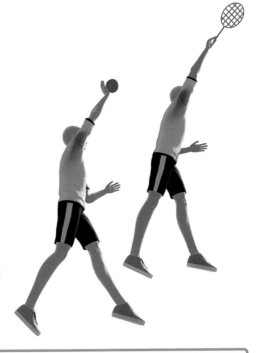

同樣，運動風格不同的鉛球、羽球等，發力瞬間，姿勢也是非常一致的，都是一開皆開，可促使推舉或者劈擊力量達到最大值。

合的時候雖然不利於發力，但卻利於蓄勁（累積彈性勢能）。故「開—剛、和—柔」是理想的運動方式。

傳統武學家也早就發現了上述規律，很多有趣的描述供讀者參考。

「合勢不嫌其小，欲氣（彈性勢能）合得足也（柔）；開勢不嫌其大，欲力發得出也（剛）。」

「起勢（合）時氣要鬆活，氣要擎而不硬，落點（開）方一齊著盡，使盡平生氣力，始得剛柔之妙。」

「開時氣勢飽滿，神氣鼓蕩；合時精神內斂，渾然一體。」

「四肢發動，氣形諸外（釋放動能），而內持靜重，剛勢也；氣屯於內（蓄積彈性勢能），而外現輕和，柔勢也。用剛不可無柔，無柔則環繞不速；用柔不可無剛，無剛則催迫不捷。」

連貫流暢不停頓

彈簧壓住不動後，只要不超出彈性限度，能量就不會消失，但靜止的肌肉卻存不住彈性勢能，會耗散掉。試著原地跳高就會發現，起跳之前的下蹲可以積蓄能量，跳得更高，可是若下蹲後停頓一會兒再往上跳，反倒跳不高了，因為停頓

導致下蹲蓄積的能量被浪費掉了。

因此，動作必須連貫，不能停頓，以實現能量的高效流轉和重複利用。

┌─── 柔轉剛階段 ───┐	┌─── 剛轉柔階段 ───┐
連貫的動作能促使各肌群產生的能量逐次傳遞到局部疊加起來，從而產生最大的速度或者力量等效果。	連貫的動作可以將局部的能量迅速傳遞分散至全身各肌群儲存起來，既能迅速化解局部所受的強大衝擊力而不致受傷，又能實現能量的重複利用。

在柔轉剛和剛轉柔階段，應注意以下事項。

柔轉剛

柔轉剛階段，各肌群逐次發力做功產生能量，定向傳遞疊加到一起，從而形成最大速度、力量。

其訣竅在於順勢而動和放鬆。

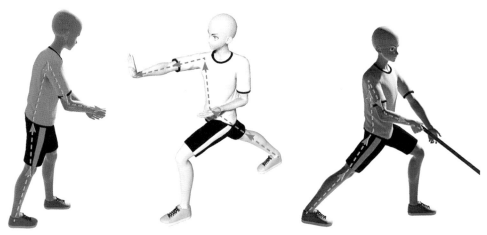

每個動作上的虛線箭頭表示能量流轉的方向

　　順勢而動，即除首次發力的肌群外，各肌群均在接受上一肌群傳遞過來的能量後，再順勢發力做功產生能量，傳往下一環節，從而節節貫串下去，這樣既輕鬆又迅速有力。

　　放鬆，可以保持高度的靈敏度和彈性，確保各肌群能充分接受上一肌群傳遞過來的能量，從而能順勢而動。

┌── 以走跑為例 ──┐

一般人以慣常速度走跑時，擺動腿是沿著支撐腿蹬地傳遞過來的能量順勢而動的，而且擺動之前是充分放鬆的。故而動作輕鬆，擺動卻有力，雖然單腿重量約占體重六分之一，但人們往往感覺不到用力就已經完成了擺動。

如果沒有支撐腿的有力蹬地，那麼擺動腿的擺動會費勁很多，如果擺動腿在擺動之前緊繃著，也會費勁，而且彆扭。速度越快，這種感覺越明顯。

　　總而言之，走路、跑步時，擺動腿沿著支撐腿傳遞過來的能量順勢而動，擺動腿小腿沿著大腿傳遞過來的能量順勢而動，擺動腿的腳沿著小腿傳遞過來的能量順勢而動，在順勢而動之前，這些肌群都是放鬆的。

　　如此，正常人走路、跑步在蹬地時就形成了支撐腿、擺動腿大腿、擺動腿小腿、擺動之腳的節節貫穿，擺動腿之大腿、小腿、腳都是在接受了上一環節傳遞過來的能量後順勢而動。

　　如果骨盆也參與了轉動以促進更大的步幅，就形成了由支撐腿、骨盆、擺動腿大腿、擺動腿小腿、擺動之腳的節節貫穿，擺動腿之骨盆、大腿、小腿、腳都是在接受了上一環節傳遞過來的能量後順勢而動。

　　這種節節貫穿、順勢而動的機理對跆拳道、足球、羽球、網球、格鬥、洗衣等各種活動是普遍適用的，只是普通人缺乏相應的鍛鍊不易覺察到而已。

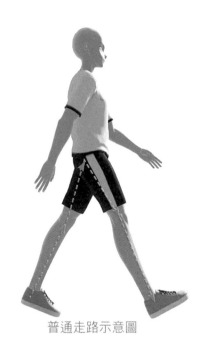 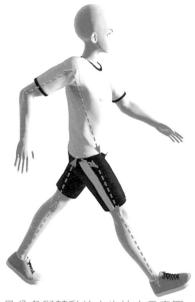

普通走路示意圖　　　　　骨盆參與轉動的大步快走示意圖

　　傳統武學家有如下有趣語句描述柔轉剛階段的動作特徵。這些描述都反映了柔轉剛時能量由全身聚焦至一處的技巧：放鬆，順勢而動。

> 　　氣之落也，歸著一處，氣之來也，不自一處。惟疏其源，通其流，則道路滑利，自不至步步為營，有牽扯不前之患也。

剛轉柔

　　在剛（不含剛點）轉柔階段，比較常見的是收縮肢體蓄積彈性勢能，一般人能憑本能做好（如搓洗衣服時，都是先將手臂收回來再往前搓，就像格鬥時先將拳頭收回來再出擊一樣，將手臂收回來的過程就是剛轉柔的過程）。這裡不再詳

述，僅強調一下剛轉柔的作用意義。

以跑步為例，前腳著地即為「剛轉柔」的開始，身體重心下降至最大值為柔點。

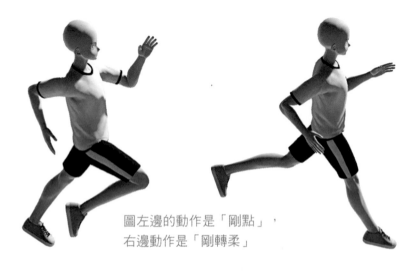

圖左邊的動作是「剛點」，
右邊動作是「剛轉柔」

剛轉柔有以下4個作用。

1 減少前移阻力，加快前移速度。否則，著地力量越大，對身體前移阻力越大，越是影響跑動速度。

2 高效利用能量，將高達約50%的能量轉移至下一步使用，從而極大地節約體能。

3 保護身體骨骼、內臟和大腦不受振盪。如著地時間延長一倍，則人體所受地面平均衝擊力減少一半，所以良好緩衝技術對保護人體的作用是非常大的。就跑步而言，有效的「剛轉柔」技巧可大大減少膝關節等所受的衝擊力，避免受傷。

4 通過放鬆使身體得到節奏性休息。

以慣常速度跑步，只要不刻意跺腳，一般人都能本能地做好剛轉柔的動作。

TIPS 以柔克剛

大家在看武俠小說時，常會看到「以柔克剛」這個詞，最容易想到太極拳高手在受到強大衝擊力後，將其輕鬆化解開，非常神奇的畫面。太極拳高手能否做到以柔克剛暫且不論，但貓確實是公認以柔克剛的高手，它們能從很高的地方跳下，但很少受傷。貓在即將著地時，以極快速度將整個軀幹連同四肢伸展至最大值，至著地瞬間，突然放鬆，由開轉合，將動能轉化為彈性勢能，這需要極強的反應速度、靈敏度和爆發力，人類很難企及，但道理是相通的。實際上，籃球運動員在接籃球時都做到了以柔克剛，人們跑步著地時，也是以柔克剛的過程。

受外力衝擊時，為了能做到以柔克剛，則需將局部能量迅速傳遞分散至全身肌群，轉化為彈性勢能存儲起來，從而產生最佳蓄勁、化力（防衝擊受傷）等運動效果，其動作形式上存在著大開到大合、高速到緩慢的過程，是以高度的反應速度、靈敏度和動作速度為前提的，僅練習柔緩的太極拳套路是做不到的。

以柔克剛主要需要做到以下兩點。

1. 不頂不丟，黏連相隨。此為太極拳推手中的經典諺語，即受到外力衝擊時，不要直接硬頂，也不要躲開，而是保持接觸，如同黏連住，並隨著外力的方向順勢收縮身體，將外力轉存為己所用。

2. 應先開後合，開至最大值再受力，受力前瞬間應充分放鬆，受力後順勢收縮肢體，積聚彈性勢能。

下面以下樓梯、躍起落下、接籃球和用球拍接羽毛球為例予以說明。

（1）下樓梯

上下樓梯時，腿部所受的衝擊力會比平常高得多，如果缺少有效的緩衝

動作，容易導致膝蓋骨關節過度磨損，因此，高樓（無電梯）住戶膝蓋骨關節炎的患病機率比住平地的要高出20%。

下樓梯關鍵在於：

第一，動作要開，向前下樓時積極伸展腿部，腳尖著地，迅速鬆開，這裡的開不僅有膝、踝的開，有髖的開，還有脊椎的對拔拉長，是全身的「一開全開」。

第二，開的速度應快，在前腳尖即將著地時迅速開至最大值，然後著地，著地瞬間是放鬆的，實現剛轉柔過程。

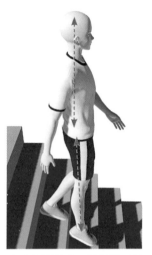

充分伸展至「一開全開」再著地，減少衝擊力對膝關節等的傷害，並能累積彈性勢能，提高體能利用率

（2）躍起落下

跟下樓梯一樣，著地前「一開全開」，將整個身體伸展至最大值，著地瞬間，鬆開，由剛轉柔，由開轉合，將動能轉化為彈性勢能。

注意開的速度應快，在前腳尖即將著地時迅速開至最大值，然後著地，實現剛轉柔過程。

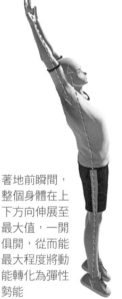

著地前瞬間，整個身體在上下方向伸展至最大值，一開俱開，從而能最大程度將動能轉化為彈性勢能

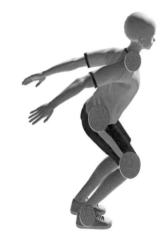

身體的重力勢能轉化為彈性勢能，減緩衝擊力對身體的傷害，實現能量的高效利用

（3）接籃球

雙手接球時，迎著籃球飛來的方向迅速伸出雙手，手接觸到球以後，兩臂隨球後引至胸前把球接住，實現由剛轉柔、由開轉合的過程。

動作關鍵是兩臂迎球前伸手要快，觸球後握球要穩，回引緩衝來球力量。

拍籃球類似，球反彈時，不應等著球到手上，而應該朝著球反彈的方向積極迎上去，手觸到球後立即鬆開，順勢往上引，實現由剛轉柔、由開轉合的過程。

（4）用球拍接住羽毛球

跟接籃球類似，在打羽毛球時，迎著球飛來的方向迅速伸出球拍，觸到球以後，順勢往回引，實現由剛轉柔、由開轉合的過程。

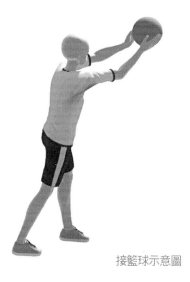
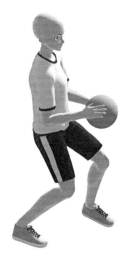

接籃球示意圖

注意放鬆

美國著名短跑運動員路易斯在談 100 公尺賽跑成功祕訣時說：「在 50 公尺以前我加速，然後只要放鬆肌肉，越是放鬆，速度下降就越慢，因此我自 70 公尺至終點比其他任何一個人都快得多。」

這不是個案，科學研究顯示，頂尖的短跑運動員蹬地力量低於一流的短跑運動員，但跑速更快，因為更善於放鬆，實現了能量的高效利用。

不僅跑步如此，幾乎所有的節奏性運動都是如此，體育教練有個法寶，就是「放鬆」，只要學員技術不到位，幾乎都可以用不會放鬆來解釋。

放鬆，是實現能量高效傳遞和利用的關鍵，是動作連貫的必要條件。柔轉剛階段，放鬆才能將各肌群產生的能量高效傳遞至局部，以形成較大速度和力量；剛轉柔階段，放鬆才能將局部能量迅速傳遞、分散至全身肌群儲存起來。

實際上，在節奏性運動中，只有在剛點瞬間肌肉處於相對緊繃狀態不需要放鬆，其他時刻都需要一定程度的放鬆，讓人體在運動中更多地保持在彈性狀態。放鬆，順勢而動是節奏性運動的重要技巧。

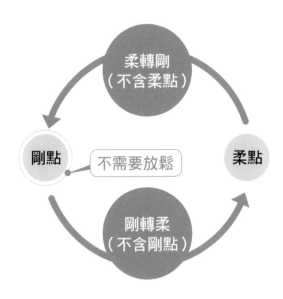

行意合一的意識

意識，聽起來好像有點玄，但在行意合一狀態下，人的意識與動作是同步的。歸納起來，人在行意合一時，心理意識會有 3 個特徵：享受、專注和連貫。

享受

在行意合一的狀態下，人的心情是興奮和愉悅的，整個運動過程是享受的。「體驗活動即動機本身」是其典型特徵。

去打球是因為喜歡打球，而非為了健康長壽或者減肥等其他原因；下午 5 點開 始跑步不是專家說此刻跑步好，而是坐不住了，不管自己在做什麼，都會自動地停下來，好像生理時鐘提醒自己跑步時間到了，然後雙腳非常自覺地向外走……

吳京（導演、演員）講述其練拳的愉悅感時曾說：

「一次夜深人靜，大操場上，昏暗的燈光，唯有蟋蟀的聲音。我獨自練習太極拳，一套練完收勢時，沒有想，又順帶開始了，如此循環，共計 3 次才結束。

這就是我產生的心流體驗，其實也就是我們常說的忘我狀態。在忘我狀態，我始終感受著一種貫穿身體的力量，感受著力量（此處的力量與物理學中的力量不同，這裡其實指的是勁路，是指順勢而動時貫穿身體的能量流，走路、跑步時，大小腿就是順著這種力量自然擺動的，所以很輕鬆）在身體內走完（同一動作），感受著力量在不同動作之間的連貫延續，這種貫穿性力量的感受能產生無限快感。

拍《太極宗師》，我去陳家溝訓練時就很容易產生這種感覺。」

類似吳京這種練著練著就停不下來了，在很多人的運動中也屢見不鮮。大家在探討行意合一時，會聽到這樣的感受：

「持續大步快走是因為感覺自己走起來就不想停下來，精神也特別好。」

「我持續跑步是因為止不住飛奔，有種停不下來的癡迷，越跑越精神，越跑越有勁！」

「之所以持續跳繩是因為跳到後來不覺得累了，竟然有點停不下來，真的有種停不下來的感覺。」

「持續往上爬樓是因為那個腳啊，不聽使喚地往上踩。」

更重要的是人在行意合一時，運動還會讓整個生活變得更加愉快！來聽聽這些實踐者們的心聲。

「跑步只是我生活的一部分，相較於每天7小時的工作和其他生活，顯得那麼微不足道。可是，跑步卻又是我所有生活的中心，是一切力量和快樂的源泉，跑步使我的生活更具節奏感，更具激情和活力，讓我的思維更加敏捷。如果缺少了跑步，我整天的生活都會萎靡不振。跑步，極大地提高了我的生活品質。」

「伴隨著運動，自己的睡眠也正常了，也許運動之後睡得香甜是每個運動減肥的人都會有的感覺，但是這對我的意義很大，因為我的失眠很嚴重，經常到夜裡2、3點腦子還在高速運轉，自從運動之後，我的失眠問題得到了很好的緩解，只要十幾分鐘就可以入睡。」

「運動讓我變得更具活力，更加高效，精力更加集中，執行力增強，不再像以前那樣拖拉了。」

　　反之，習慣了運動並達到行意合一狀態的人，如果缺乏了相應運動，整體生活品質也會因此打折扣，少了很多快樂。

> 「如果太忙，幾天沒有運動，就像缺了什麼似的。那時候才真正體會到為什麼很多男生喜歡到籃球場和足球場運動，因為運動之後那種渾身舒暢的感覺確實容易上癮，有時候一天不運動就渾身不舒服。」
> 「我只要一週不跑步，生活就壓抑了很多。」
> 「這種美好的感覺（練習太極拳），我一天也不能沒有。」

　　總而言之，在行意合一的狀態下，不管是運動過程還是整個生活，都會變得更加幸福、美好。

專注

　　注意力高度集中，全神貫注於運動本身，只關注當下的活動，不在意其他人對自己的看法，這時的你，應該已經進入行意合一的狀態了。人們在專注時，未必會很享受，但是，當我們很享受某項活動時，一般是專注的，不會分心，也不願意被打斷。所以說專注是享受的必要條件。

　　與專注相反的是一心二用，甚至一心多用。不過，有研究顯示，一心二用只是一種幻覺，其實是不斷從一件事轉換到另一件事。這些轉換需要一定的時間，可以透過練習縮短時間，但不可能短到任意小的數值。每個人都可以透過練習提高這種轉換速度。但是不管如何練習，一心二用地做事情更容易導致出錯，致使認知能力下降。美國《實驗心理學》雜誌研究發現，當學生一邊做複雜的數學題

一邊做其他事時，要花費更長的時間，比專心做題慢了40%。一心二用還會影響身體健康，因此，建議大家還是專注一心地做事吧。

連貫

行意合一時，人的意識是連貫順暢的，享受的是一個連續的過程。連貫主要有這樣3個特徵。

即時回饋	目標明確	掌控
感受到運動的即時回饋，非常清楚自己在做什麼。	非常清楚每一步該怎麼做。	高度掌控著整個運動過程。

其實就是對整個過程的各個細節都非常了解、清晰，任何時候都非常清楚自己做了什麼，下一步該怎麼做，並能輕鬆掌控，這樣動作自然能非常連貫。

動作與意識要融為一體

人在行意合一時，動作與意識不是相互分開，而是融為一體的。首先，動作與意識是同步一致的。不過在生活中很多時候，動作與意識常常是不同步的，一般是先有意識，後有動作。比如，年輕人常常是先有起床上班的意識，然後才會起床。如果沒有相應意識的引導，很多人常常會睡到很晚甚至中午才會起床。

行意合一時，動作和意識則是同步的，不需要思考就能完成，實際上已經形成了

條件反射。就像自然行走時，正常人無須意識引導，大腿便能帶動小腿自然擺動。

其次，心理所想正好是生理所需。就如前文提及的那些運動者的感受：

「之所以想持續跑步是因為止不住飛奔，有種停不下來的癡迷，越跑越精神，越跑越有勁。之所以想持續往上爬樓是因為那個腳啊，不聽使喚地往上踩⋯⋯」

相反地，意識與動作不一致時，心裡想著爬樓，覺得力量無窮，腿卻抬不起來。心裡想著跑步，期望能一路狂奔，腿卻像灌了鉛似地走不動⋯⋯

行意合一還有一個很大的優勢就是能避免傷痛，行意不合容易導致各種意外發生，防不勝防。比如，沒有人想著主動扭到腳，但卻時有發生。本書作者之一叢遠新曾經從樓梯往下快速跑動時扭傷腳踝，疼痛劇烈，並影響了接下來幾天的日常行走。這就是意識與行為不相合的後果，姿勢未調整到位，腳已著地，導致受傷。

行意合一VS.行意不合

	行意合一	行意不合
即將鍛鍊時	心想鍛鍊，身體也止不住想動，如有這樣的想法：興奮、坐不住，感覺憋了一身勁，忍不住想打球或跑步	心想鍛鍊，身體卻懶洋洋的，提不起勁
鍛鍊過程	心想鍛鍊，身體也不由自主地運動，停不下來	心想鍛鍊，腳卻累得抬不起來
跑步	心想跑步，腿止不住地飛奔	心想著一路狂奔，腿卻像灌鉛一樣
爬樓	心想爬樓，腳不聽使喚地往上踩	心想著有無窮力量，腿卻抬著費勁
切菜	心想切好菜，實際切得也很好	心想切好菜，實際卻切到手上
工作	工作時專心工作，玩樂時盡情玩樂	工作時想著玩樂，玩樂時憂慮工作

行意合一重要的不是外在標準，而是內在的一致性。

行意合一不是什麼高深的理論，而是人類與生俱來的天性，只是很多人在不斷地比較、征服等過程中迷失了自己，越走越遠，越發遙不可及。其實只要我們靜下心來聆聽內心的需求，是很容易做到的。

下面這些天性是不是易於被常人發現卻又常常被人遺忘。

首先，在體力體能允許的前提下，運動的整體性更易使人專注，精神振奮愉悅，這易於被遺忘，但也易於被感知。

研究人員調查發現，人們大步快走時，精神更加振奮，而整體性強則是快走的根本特徵。

再如，人們在打羽球、排球時，喜歡動用全身的力量大力扣殺，這是運動者的普遍特徵。

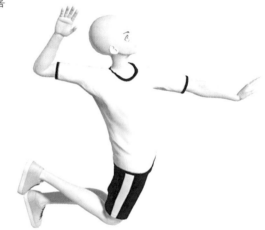

這些都說明，動作的整體性容易讓人享受和專注，是容易被常人感知的普遍現象。反過來，專注於運動，努力享受其中的樂趣，動作也自然會逐漸趨於整體性。

既然整體性的動作使人享受，令人欲罷不能，那麼使之連貫持續下去，讓享受變成一個持久的過程就是順理成章的事情了。

因此，整體性、連貫性更容易促進享受、專注。專注於運動，努力享受其樂趣，反過來又會促進運動的整體性和連貫性，兩者相輔相成、相得益彰。

行意合一並不高深複雜，反倒極其簡單，順應本能就行了。事實上，只要我們留意羽毛球、爬山等各種資深運動愛好者（為了運動而運動，而非為了減肥、

長壽或者其他動機而運動）就會發現，他們的動作與意識的融合統一是普遍現象，「聆聽」身體的聲音，順勢為之，自然就會進入美妙的行意合一狀態。

行意合一還是超越征服

相較於現代競技體育運動的超越理念，行意合一更重視個體的完善。

行意合一VS.超越征服

| 行意合一 | 超越征服 |

相同	強調動作的整體性和連貫性	
	更注重肌肉和意識的和諧統一	更偏重肌肉的強化
	完善自我	超越自我
	適合終身性	適合年輕時
相異	達到整體性、連貫性後，轉為可持續性	不斷超越和突破，更高、更快、更強
	注重橫向發展：掌握單項技能後，舉一反三，兼容並蓄，啟迪整體生活	注重縱向發展：掌握單項技能後，精益求精，更上一層樓
	適合普通人	適合運動員競技比賽（超越極限會消耗太多精力和時間，還容易受傷）

不過，在現實中，兩者卻逐漸趨向統一。大量的研究顯示，越是頂尖的運動員反倒越是趨向行意合一化。因為不管如何去「超越」或者「征服」，運動員最

終所能達到的只是完善自我，逼近生理極限，而非征服和超越自我。

所以，再厲害的運動員短跑速度都不及虎狼鹿馬羊等各種野生動物，甚至連野貓或大狗都趕不上。人類終歸無法超越自我的極限，短跑時努力蹬地拼命超越的反倒跑不快，最頂尖的短跑運動員蹬地力量反倒低於一流運動員，但因為更注重剛柔並濟，達到了更好的行意合一狀態，從而更好地完善了自我，所以跑得更快。

現在，行意合一的重要性已逐漸被現代教育界認可和推崇，並且已經逐漸滲透到心理、文化、教育等方面。現代通識教育認為，健全的頭腦依存於健全的體魄。「人」是一個完整的體系，包含肉體和心靈兩部分，二者緊密聯繫，不可分割，且相互影響。

因此，不論是體育運動、心理學以及現代通識教育，都開始越發重視行意合一。

如何達到行意合一

上面說了這麼多行意合一的好處，大家對行意合一應該也有了初步的了解，但最關鍵的還是如何做到。

不同的途徑，相同的結果

達到行意合一有兩個途徑。

第一	先做好動作的整體性和連貫性，然後逐漸完善意識的享受、專注和連貫，直至動作與意識融為一體。
第二	先努力做好意識的享受、專注和連貫，然後再逐漸完善動作，直至動作與意識融為一體。

快走、拖地、擦桌子等低耗能運動，可運用第一個途徑，先努力做好動作的整體性和連貫性，再努力享受其中樂趣，直到動作與意識融為一體。

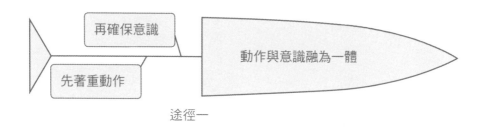

途徑一

跑步、跳繩等高耗能運動，建議運用第二個途徑，先確保能享受，再逐漸增加運動速度和時間（到自己能接受的最大值），直到動作與意識融為一體。

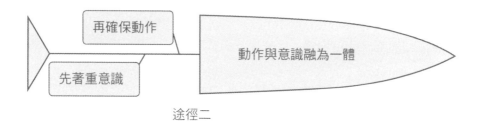

途徑二

循序漸進至熟能生巧

在達到行意合一的過程中，大家還要注意幾點。

如果技能低、挑戰高，會讓人產生焦慮、緊張等情緒，還容易導致傷痛，對身心健康都不好，不可取。事實上，這也是制約許多超重者減肥成功的關鍵因素，一開始就給自己設定較高的運動目標，最後往往以痛苦、受傷、堅持不下去告終。

如果技能高、挑戰低，會導致厭倦、無聊等情緒，而且，如果挑戰總是過於

簡單會制約技能的提高。因此，大家平日在運動時要注意保持個體技能與挑戰的平衡，在此基礎上循序漸進，逐漸趨於行意合一。

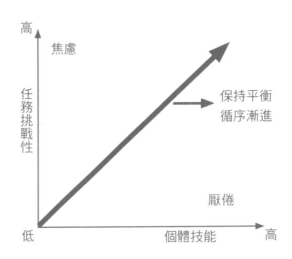

下面分享一位朋友的心得，他終於減肥成功了。

剛開始減肥時，一下就把目標設定成跑步35分鐘或更長時間，對我來說太難了，但是走路沒有問題。我就從快走開始，不舒服的話，還可以先慢走，等沒有問題後再跑，只要自己高興就行，不要勉強自己……開始我每天大約走3公里，然後量體重。堅持了3個月左右，減掉6公斤，腰圍也縮小了6公分，這是我第一次減下來這麼多。

當個體技能和挑戰性都達到較高水準時，人會逐漸產生最佳幸福心理——心流。當動作趨於全身連貫性或者能達到全身連貫性所能及的最大值時，開始轉入熟能生巧的訓練，如此，漸趨行意合一。

達到全身連貫性後轉熟能生巧是行意合一的關鍵因素。

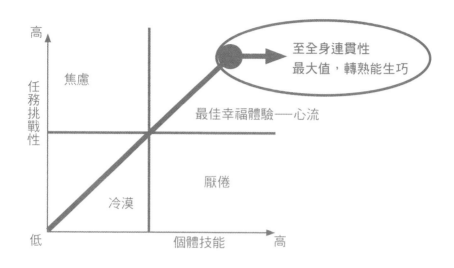

下面是一些武學家及習武者對熟能生巧的理解總結。

戚繼光在《紀效新書》中總結梨花槍天下無敵的精髓時說：「其妙在於熟之而已，熟則心能忘手，手能忘槍，圓神而不滯。」

張樹德（形意拳名家）：「方知手足動作，教練純熟，不令而行也。」

王宗嶽《太極拳論》：「陰陽相濟，方為懂勁。懂勁後，愈練愈精，默識揣摩，漸至從心所欲。」

吳殳《手臂錄》（公認為是百兵之王大槍最為精要的論著）：「行著甚多，豈能盡練？得其精要者數法，可以稱『通微』矣！多而生，不若少而熟也。數著既熟，旋旋加之，以迄『神化』。」

梁長興（吳彬高徒，李連杰師兄，曾多次榮獲形意拳全國武術冠軍）曾說：「相較於其他競技體育，武術不太注重超越，更強調自我的完善，重視精氣神形意力以及身心靈和諧統一。因此，武術練到一定程度後，往往側重於熟練性和穩定性。」

「從心理學上講，動作熟練後，人會對時間、空間、力量等各方面細節的感知變得非常清晰，細微的線索就能指引局部動作完成大的連鎖動作，建立起內部指

導程式，意識直接參與減少到最低限度，行為與意識趨於同步，動作及其體系『自動化』了，從而達到傳統武術家所推崇的『行意合一』、『人槍合一』境界。」

「從生理學上講，練習的時間越長，動作就越熟練，能量在各環節之間的流轉效率也越高，動作越發連貫順暢，漸漸趨於最低能耗狀態，動作品質越發穩定。熟練後，不同肢體間的動作往往能以優美的連鎖反應方式實現，也就是傳統武術所強調的『節節貫穿，勢勢相承』、『遍體氣（能量流）流行，一定繼續不能停』、『神氣貫穿，絕不間斷』。所謂的內氣、內勁其實就是動作熟練後，能量流在體內的高效流轉所致。」

「高品質的熟練性和穩定性是我那時在北京武術隊蟬聯十次團體冠軍的一個重要因素，在比賽選手實力相當、風格各異，裁判難以評判的情況下，誰的套路動作穩定性高，誰就獲勝。」

🎯 注意事項

看到這裡，大家對行意合一已有了更進一步的了解，它並不高深，但也有一些特別需要注意的地方。

需要長期的訓練時間

有這樣一種說法：任何人只要專注於一個領域

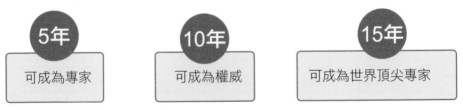

5年 可成為專家　　**10年** 可成為權威　　**15年** 可成為世界頂尖專家

但如果只投入3分鐘，就什麼也不是。

運動也是如此，如快走的極致為競走，一個頂尖的競走運動員至少需要6年訓練時間，一般是從青少年就開始訓練了。習武者則強調冬練三九、夏練三伏，練武是一輩子的事情。長時間，未必就能掌握多好的技術，但若沒有足夠的時間投入，必定不能掌握很好的運動技能。

節奏不宜太快

大家不要把熟練等同於快，熟雖然能生巧，但並不代表快速。節奏太快反而不利於持久提高，原因有二。

一是，因為節奏太快會影響全身的協調性，導致肩、胯等啟動偏慢的大肌群來不及啟動，變成了臂、腿等小肌群的局部運動，剛開始動作不熟練的時候尤其如此。

根據運動生物力學原理，不論是上肢還是下肢，肌肉橫斷面都是離軀幹越遠越小，即：

肩＞肘＞腕

髖＞膝＞踝

其中，肩、髖關節肌群截面大，力量也大，但啟動速度慢；腕、踝關節截面小，力量也小，但啟動速度快。如果太急，人們常常來不及啟動肩、髖關鍵肌群，往往就剩下了臂、腿、腕、踝等小關節肌群的運動。

比如，蹬地或者擺腿太急，往往髖關節肌群來不及反應，只剩下大小腿運動。打羽球或者網球時，如果速度太快，肩關節往往來不及啟動，只能依靠手臂發力，這樣擊球力量就會變小。而且，肩胯合一、上下相隨也需要時間，太快了也來不及協調。

二是，節奏太快不利於放鬆，只有充分放鬆，各環節才能充分感受到傳遞過

來的能量流，順勢而動，做到上下一氣流轉，內外一氣貫通。比如向上爬樓時，最好一步兩個台階，這樣有充分的放鬆和協調時間。練習羽毛球時，建議從單打開始，因為雙打節奏太快，缺乏放鬆時間，不利充分發力，難以練好扣殺技術。

請大家一定要注意，一開始節奏太快看似有利實戰，有利短期內快速提高，但只要肩、胯等大關節肌群協調不起來，就無法提高到很高的層次。所以，很多業餘運動愛好者到了一定層次後就很難提升了，節奏快是其中一個重要原因。

2005年蘇迪曼杯混合團體羽球賽期間，國際羽聯採用微波感測器測試球速，在小組賽的男雙比賽中，傅海峰（中國隊首次獲得奧運會男雙金牌的運動員之一）以一記時速332公里／小時的扣殺，創下拍類運動球速之最。

傅海峰在分享自己的練球經驗時提到，開始時，他有近兩個月的時間僅揮球拍而不接觸羽毛球，看似慢，但是動作正確了，之後持續提高，後勁源源不斷，終於達到頂尖水準。

注意勤練而非久練

這一點對於很多人來說可能是個好消息，在鍛鍊過程中，宜多練、勤練，而不宜久練。一次練習的時間過長往往只會導致痛苦、低效的疲勞戰，多數會以失敗告終。一旦鍛鍊時間太久，一方面會導致剛度和力度下降，另一方面會導致動作變形，不順暢。可能有些人會認為一次鍛鍊時間長一點，健身效果更好，但實際上，練習時間太長了，就只剩下少數耐力較高的肌肉在工作了，整個身體反倒得不到均衡的鍛鍊，而且感覺也不好，既不暢快，也不順心。

另外，有研究顯示，從健身的角度來說，勤鍛鍊，比一下子鍛鍊很久的價值

也要高得多。因此，只要條件允許，應順應自身感覺，以最好的狀態鍛鍊，努力享受釋放激情的酣暢快感，在不知不覺中不斷提升修為境界，使得我們的身心健康最大程度地受益。

隨意延長跑步、打球等時間，痛苦地堅持，既不利於提高動作品質，也不利於提高健身品質，很不可取。即使是柔緩的太極拳也是如此，武學研究家徐震在論述太極拳練法時強調：「初學時動作未練熟，肢體未練順，演架（練習套路）時易於疲乏。稍覺疲乏，宜休息片刻再練，不可勉強。已感疲乏，尚不休息，勉強支撐，易至僵滯。習慣一成，殆難改易，則與太極拳之理法悖矣。」

行意合一，人類核心課程史上的里程碑

行意合一是綜合了太極拳、形意拳、槍、棍等傳統武術和現代心理學心流理論提煉出來的核心理論知識體系，對羽球、跳繩、單槓引體向上、洗衣、切菜、拖地等節奏性的運動、動作具有一定適用性，以此指導運動更容易產生快樂，故而本書將此作為運動的「核心課程」介紹給廣大讀者。

🎯 核心課程簡述

核心課程綜合了傳統各獨立學科中的基本內容，旨在向所有學生提供共同的知識背景。核心課程不僅強調知識的廣度，更強調知識的橫向聯繫，強調課程的整合，強調普世意義和永恆價值（能代代相傳，不因時過境遷而失去價值）。

然而，由於核心課程理論建立時間只有短短幾十年，尚未能實現其所推崇的普世意義和永恆價值，哈佛大學、史丹佛大學的核心課程仍在改進中，未能被普

遍採納，國內清華大學、北京大學、復旦大學等高等學府仍在探索中。

> **所謂「核心課程」**
>
> 核心課程是現代高等教育理念，著重培養個性飽滿、思想成熟的完善之人，而非具有單一技能的專家。哈佛大學、史丹佛大學等名校認為，培養「全人」比培養「工匠」更為重要，大學不僅需要傳授專業知識，更需要引導學生形成一種利於終身學習的思維，核心課程因此而生。

　　現代奧林匹克的創始人古柏坦也提出過類似核心課程的理念，他創辦現代奧林匹克的初衷是「最好地完善人性」，希望運動員能「舉一反三，將特定運動時的卓越才華轉移到所有活動中去」，從而完善一個多才藝的成熟、飽滿個體。他認為，「體育運動應該全方位兼容並蓄」、「將不同類型的體育運動相互靠近，相互結合，讚頌它們因反差而別開生面，因相似而珠聯璧合……」，奧林匹克主義「反對將不同的鍛鍊方式視為獨立的、自成一體的單項運動」，否則將會陷入「最無成效可言的專業化泥潭當中」，不過遺憾的是，現代奧運會並沒有充分體現古柏坦的初衷。

行意合一理論的形成

　　非常有意思的是，中國傳統文化早就有類似核心課程的教育理念了，受傳統文化影響，武術先賢早已跳出「專業化泥潭」的束縛，實現了舉一反三、兼容並蓄的功能，並且與兵法、儒、道結合起來，以進一步啟迪智慧。

　　儘管刀、槍、劍、棍等諸多兵器在使用時各不相同，比如「劍走青（輕

靈），刀走黑（大劈大砍）」、「槍紮一條線，棍打一大片」。但是俞大猷、戚繼光等武學大家發現，刀、槍、劍、棍等各器械之間具有相通性，遵循著一定的共同客觀規律。

如俞大猷在著作《劍經》中指出，如能練好棍法，其他武藝都能因此相通：「用棍如讀四書，鉤、刀、槍、鈀，如各習一經，四書既明，六經之理亦明矣。若能棍，則各利器之法從此得矣。」

戚繼光在《紀效新書》中指出，俞大猷《劍經》所載棍法精妙之處同樣適用於長槍等各類器械，效果極佳：「向見總戎俞公以棍示餘，其妙處已備載劍經內……其最妙者只在一得手之後，便一拿一戳……不惟棍法，雖長槍各色之器械，俱當依此法也。近以此法教長槍，收明效，極妙極妙。」

後來的槍術大家吳殳最推崇大槍，認為「槍為諸器之王」、「諸器遇槍立敗」、「真槍，手手殺人，敵未有能至一丈內者」。但吳殳同樣強調諸藝相通，高手可以做到「棍、棒、刀、牌，入手皆化槍法」，事實上，對吳殳等武學大家而言，這也是必然結果，因為吳殳直接將俞大猷《劍經》中的八條棍訣引用到槍法中了。

…………

這種相通性可謂是用無數軍人的鮮血和生命凝聚而成，而且是經過大量戰鬥檢驗過的，極具實用價值和推廣優勢，戚繼光、俞大猷又都是久經戰場功勳卓著的大英雄，故這些武學理論很快傳播開來，並被後世奉為經典。

後世王宗岳基於武學相通的道理，將槍、劍、棍等先進理論成功引入其中，並融合了儒、道及兵法理論，創編了著名的《太極拳論》（儘管太極拳起源有爭議，但五大流派都公推《太極拳論》為理論源頭）。

雖然戰場上的生死搏殺技術理念離一般人有點遠，但它卻可以為人們鍛鍊身體所用，還能為地球之外的太空人提供很好的鍛鍊方式，這就是傳統武學的神奇之處。

　　本書的行意合一理論即是受上述思想的啟發而建立起來的，對跑步、籃球、羽球等各種運動具有普遍的啟發意義。

行意合一的里程碑意義

　　前文已説過，由於時間太短，目前世界各高等學府所建立的核心課程尚未達到理想狀態，但凝聚了上千年不同拳術和器械精髓的行意合一理論達到了。

第一 行意合一綜合了太極拳、形意拳、槍、棍等傳統武術以及儒學、兵法的基本內容，實現了知識的橫向聯繫和整合，具有普世價值及永恆性。

　　如行意合一強調動作的整體性，強調「蓄勁如張弓」，該技術適用於籃球、排球、羽球、跑步等多種體育運動。

　　再如，行意合一強調動作的連貫性，出現剛柔、動靜、快慢的節奏性變化，這也適用於走、跑、打球等大量的節奏性運動。

　　由於行意合一符合運動生物力學規律，因此具有永恆的作用，能代代相傳，不因時過境遷而失去價值。

第二 行意合一對普通人具有可持續性和終身性的指導意義。

　　行意合一重視在走、跑、打球、洗衣、拖地等各種運動和家務勞動中的應用，適合普通民眾用來鍛鍊身體、愉悅身心和提高生活品質。

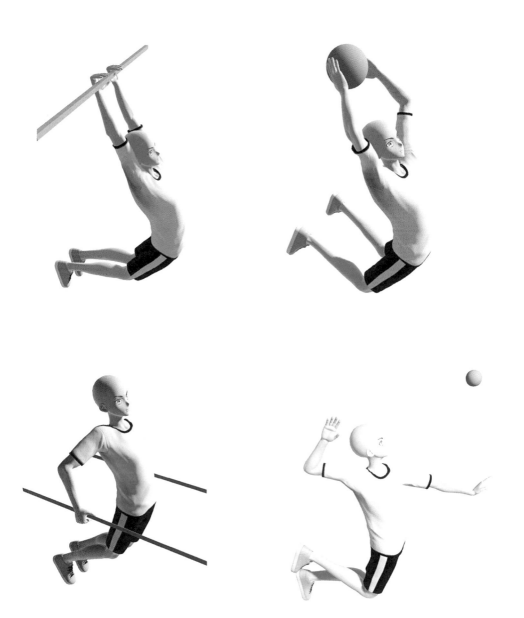

「蓄勁如張弓」，適合單槓、雙槓、籃球、排球等體育運動

　　相較於現代奧林匹克運動之「更高、更快、更強」的理念，行意合一理念更強調技術的完善，強調動作的整體性（而非身體極限的突破），既能使身體受到最充分的鍛鍊，還能從最大程度上避免傷痛風險，具有廣泛的適用性和終身可持續性。

 行意合一重視培養「全人」，而非單一技能，重知識更重思維，而且是終身學習的思維，因此，行意合一理論更利於塑造健全人格，是很理想的核心課程。

　　行意合一提供的智慧，使得普通人獲得幸福的途徑更加多元，獲得健康的方式更加快樂持久，讓人們的生命品質更好，讓生活變得更加美好。

　　行意合一做到了「全人」培養，能對所有學生提供共同的知識背景，實現了知識的橫向聯繫和整合，且具有普世意義和永恆價值，可以說是核心課程史上的里程碑。

健康方面

行意合一強調整體性，顯然比局部性鍛鍊更能使全身受到充分鍛鍊，所以能提供最佳鍛鍊效果。科學證據也充分支持這一點，整體性鍛鍊強度更高，可以使行走、拖地等各種活動達到中等強度以上，大量科學證據都顯示，堅持每週150～300分鐘的中等強度有氧身體活動（或者75～150分鐘高強度有氧身體活動或者兩種活動量組合）有助降低心臟病、糖尿病、高血壓以及多種癌症等疾病的風險，長壽機率更高。

情緒方面

行意合一使運動變成很好的享受，甚至令人為之癡迷、瘋狂，從而讓人們的身心都得到鍛鍊。

運動項目而言

行意合一強調兼容並蓄，與行走、跳繩、騎行、拖地等各種運動廣泛結合，非常實用。

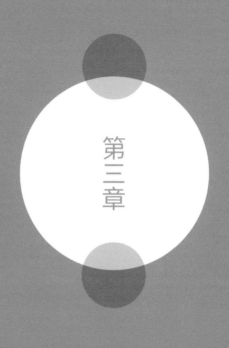

第三章

行意合一
之
實踐應用

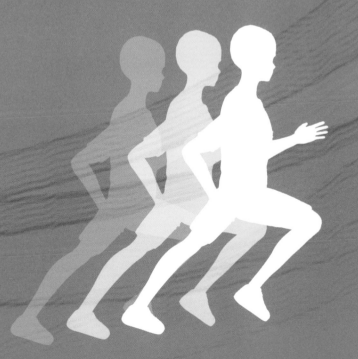

英國哲學家、數學家、社會學家，諾貝爾文學獎得主波特蘭‧羅素說：「快樂的祕訣是讓你的興趣盡可能擴扎，讓你對人和事物的反應盡可能出自善意而非惡意的興趣。一個人感興趣的事情越多，快樂的機會也就越多，而受命運擺佈的可能性也就越小，因為若他不能享受某一種快樂，還可享受另一種快樂。」

中國、美國、加拿大、澳洲以及世界衛生組織的身體活動指南都建議，應充分利用快走、跑步、爬樓、騎車等各種運動鍛鍊身體，這樣才容易達到必要的運動量，降低患高血壓、心臟病、糖尿病、癌症等各種疾病的風險，讓人們更健康長壽。 **而行意合一則是將各種身體活動（包括洗衣、拖地等家務勞動）變成美妙享受的訣竅，不僅易於獲得幸福生活，還提升了健康水準。**

下面將具體介紹多種日常生活中大家常做的運動及家務勞動，如何做才能達到行意合一的狀態。

走路

走路是最常見的運動了，也是最實用的。快走被世界衛生組織《關於身體活動有益健康的全球建議》和《美國人身體活動指南》第二版推薦為有利身體健康的有氧身體活動。

走路為人之本能，對一般人來說，盡量快走，感受其樂趣，順勢保持在快樂狀態，久了自然能達到行意合一狀態。

行意合一的動作

行走速度越快，動作自然越發趨於整體全身性。研究顯示，人類能自動優

化走路技術，在一定速度下，身體會本能地優化到最佳節能省力狀態，速度較慢時，會本能地拒絕運用全身各肌群促進行走；反之，則會趨於整體全身性運動。多練習，自然更連貫順暢。

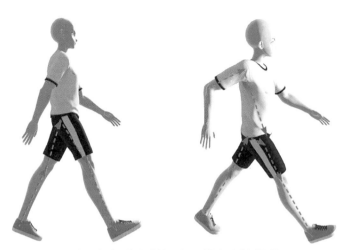

左圖為速度較慢的自然慢走，僅大小腿擺動；
右圖為整體運動，肩胯合一也參與到運動中

對於大眾來說，走路憑本能就能掌握相應技術。如果一定要講究一些細節的話，可以注意這些地方。

動作的整體性。

1.行走時轉動骨盆，可以將步幅提至最大值。

2.快速有力地擺動和擺動腿同側的肩、臂，促使擺動腿步頻達到最大值。

本書把這兩點概括為肩胯合一（僅針對快走）。

但也有很多人不喜歡這種快走方式，在還沒有達到肩胯合一地步時，動作就變成跑步了。因此快走技術因人而異，自己舒服愉快就行。

動作的連貫性在於順勢而動，擺動腿順著支撐腿蹬地傳遞過來的能量擺動，

在擺動腿即將擺動的瞬間，擺動腿同側肩臂快速反向擺動可以進一步促進擺動腿的步頻。

意識

專注一心，充分享受行走過程。走路也是一件可以讓人上癮的事。

動作與意識融為一體

想讓動作與意識融為一體，有兩個特徵條件：同步一致和相互促進。

同步一致，即動作與意識同步完成（日常生活中，動作與意識常常不同步，一般是先有意識，後有動作），且非常一致（所做正好是所想）。

快走對於大家來說是很簡單的，正常人在很小的時候學會走路後，就已經形成條件反射了。快走，就是加快一些速度而已，所以動作與意識趨於同步一致基本上都能做到。

所謂相互促進，就是快走的動作正好有利於促進人們意識的享受，使人摒棄雜念專注於快走本身，而意識的享受和專注正好又能反過來促進快走動作。

簡單來說，就是選擇能讓自己享受的行走動作，因為一旦享受了，自然希望將運動堅持下去，從而使得動作與意識可以相互促進，而適宜的快走正好能讓人產生享受意識，這已被研究證實。

如果速度過快或者很慢，則難以產生充分的享受意識（甚至會產生痛苦），毅力不夠堅強的普通人往往難以將行走運動堅持下去，此時行走動作和意識就不能相互促進了，甚至會相互牽制。

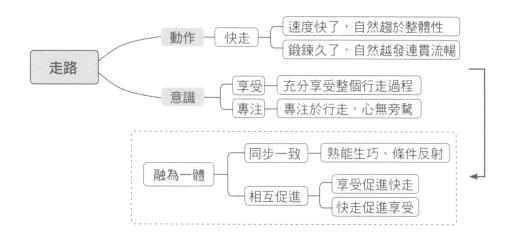

行意合一的體驗

下面是進行快走運動的一些朋友的心得體會。

> 「我都是走大步，盡量邁到最大步幅，感覺走起來都不想停下來，精神也會很好。」
>
> 「今天晚上，我去快走了，走了25分鐘，都出汗了，本來想走路能出汗嗎？但走到最後，真的出汗了，而且，還感覺神清氣爽的，走到感覺自己的脖子可以挺直，身體可以走得很輕盈。」
>
> 「今天去超市買東西，故意加快速度，抬頭挺胸地走，雖然感覺有點累，但是精神很好，後來坐在輕軌車上，很放鬆，竟然睡著了，這應該算是張弛有道吧。慢慢適應行如風、坐如鐘，淡定的滋味！」

🎯 至行意合一的過程

以自己舒服的節奏快走，逐漸加速，循序漸進，久了自然會趨於行意合一。需要注意的是，盡量避免疲勞戰，可以多練習，不宜一次性鍛鍊太久，一旦疲勞後，動作變形，就剩下少數大肌群的運動了。動作不順，人也難受，而且也無法使整個身體得到充分鍛鍊。很多討厭運動的超重人士往往堅持 2 週就能充分享受到快走的樂趣。

🎯 行意不合的典型表現

走得太快而焦慮；走得太慢而感到厭倦、無聊；身體跟不上意識，感覺很累；快走技術不精，動作不順暢，覺得彆扭。

🎯 日常慢走VS.行意合一狀態下的行走

行意合一的典型特徵是速度快，能使整個心肺受到充分鍛鍊。

日常慢走	VS. 行意合一狀態下的行走
散步	快走
擺動腿擺動	擺動腿擺動
骨盆相關肌群幾乎不動	擺動腿同側骨盆向前、向下扭轉，增大步幅
肩、臂只有自然擺動調節平衡	擺動腿同側肩、臂向後上方有力擺動，促進步幅
	提頂
	拔背
往往只有上肺能得到鍛鍊	氣沉丹田（腹式呼吸），整個肺部都得到鍛鍊
	腹、臀肌群緊密收縮在脊柱中線上
整個脊柱肌群相對放鬆，更接近於低頭彎腰的C形	脊柱被對拔拉長，更挺拔、高挑
情緒偏低或者自然	情緒高、快樂

行意合一的作用

首先，行意合一要求快走，可以讓身心得到更加充分的鍛鍊，使行走強度達到中等強度有氧鍛鍊水準，世界衛生組織《關於身體活動有益健康的全球建議》中強調，每週150分鐘以上的中等強度有氧身體活動可以大大降低患冠心病、高血壓、第二型糖尿病、多種癌症等各種疾病風險，延年益壽。而快走是普通人最容易實現的運動，所以有相當多機構都對快走是否有益長壽進行了研究。

美國多家知名醫療機構選取了3000名年齡在70～79歲的老年人作為測試樣本，進行一項長約5年的聯合研究。結果顯示，行走快捷者壽命更長；行走吃力且緩慢的老年人與那些行走速度比他們快25%的老年人相比，患病死亡的可能性要高出3倍，他們患心臟病以及癱瘓的可能性也高出很多。

美國匹茲堡大學的研究人員對近五百名老年人進行了大約10年的追蹤調查，數據顯示，10年間走路慢的人死亡率是77%，中速的人有50%死亡率，而走路速度快的人只有27%的人死亡。研究人員稱，該調查揭示出行走速度是壽命長短的「預警器」，即使在身體健康的人身上也同樣適用。

需要說明的是，這並不能表示行走越快越健康長壽，原因很有可能是因為堅持快走的人更容易達到每週150分鐘以上的中等強度有氧身體活動，從而降低了患各種疾病的風險，從而延年益壽。

對於有跑步、打球等其他足夠中等強度有氧身體活動的人來說，快走就未必有這麼好的效果了，研究顯示，中等強度有氧活動超過了每週300分鐘後，增加部分的運動量效果並不明顯。

所以建議大家，快走鍛鍊可遵循世界衛生組織《關於身體活動有益健康的全球建議》的大原則，每週中等強度有氧身體活動保持在150～300分鐘為宜，**沒有必要為了鍛鍊而特別增加運動時間。**

不要忘記，適量的運動是會給身體帶來健康，但「心甘情願」也很重要。

跑步

　　跑步也是人之本能，是世界衛生組織《關於身體活動有益健康的全球建議》推薦的常規運動之一。不過，很多人只知道不同的跑步速度、強度等會導致痛苦、焦慮、無聊等各種不好的情緒，卻不知道跑步還可以帶來無比的快樂，更不知道跑步還能讓人欲罷不能，無比癡迷。

　　我們建議跑步時注意「聆聽」身體的不同感受，選擇自己最喜歡的速度和運動量等，堅持下去，精益求精，漸至行意合一。

　　相較於走路，跑步時，腹部、臀部內收得更緊，因此，跑步有塑造平滑小腹的作用。

行意合一的動作

　　跑步時的動作建議順其自然即可。

　　理論上，跑步速度越快，越趨於整體全身性，全力衝刺可以達到極致。

　　實際上，普通人在日常鍛鍊時，只要跑起來，一般都能讓心肺功能得到鍛鍊，全身也會得到充分鍛鍊，因此跑步動作順其自然即可。

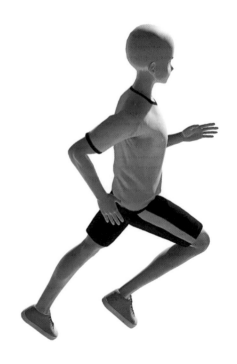

TIPS 關於跑步

關於跑步技術，本書建議順其自然，這是根據普通人的統計資料得來的。

實際上，跑步技術存在著大量爭議，有建議用前腳掌著地的，有建議用腳後跟著地的，有建議高頻小步幅的，有建議大步幅的。為此，本書作者之一叢遠新先生特地請教了前國家隊馬拉松教練陶紹明老師，附上對話供大家參考。

Q 叢遠新： 陶老師好，僅就跑步動作而言，是不是整體全身性為宜？比如說，轉動骨盆、積極擺動肩、臂可以跑得更快，可讓整個身體得到最大程度上的鍛鍊，頂級短跑運動員都善用全身肌肉跑步。

A 陶紹明： 沒必要，常人跑步更多的是體能性運動，舒服就行，能符合有氧運動標準就更佳了。

Q 叢遠新： 長跑時應該是前腳掌先著地還是腳後跟先著地？可否就步頻、步幅等技術談談您的看法？

A 陶紹明： 沒有特定的正確模式，每個人都不一樣，有的人腿細長，有的人腿粗壯，適合自己的才是最好的。同一個人，不同的跑速對應的著地方式以及步幅、步速也會跟著改變，順其自然，舒服為宜。總體來說，動作輕盈，並注意彈性和流暢性，這有助提高跑步品質。另外，注意緩衝，以防止膝蓋受傷，尤其是在水泥地等硬質地面跑步時。

Q 叢遠新： 您覺得普通人跑步最關鍵的注意事項在哪裡？

A 陶紹明： 循序漸進，量力而行，留有餘地。循序漸進最關鍵，突然性的高強度、大運動量不利身體健康，還容易受傷，難以持續。對新手來說，應該從小運動量慢跑開始（如慢跑2公里或更少），等心、肺、肌肉、關節功能增強，並適應了既有的強度，再慢慢增加運動強度和運動

量。量力而行和留有餘地，指的是要跑得很舒服、愉快，心、肺、肌肉、關節等沒有什麼不適，如果跑完後還能非常有精神地從事工作或者學習就更好了。

總而言之，很多人只看到跑步枯燥、痛苦甚至受傷的弊端，其實，這是跑步方式不當所致。只要做到循序漸進、量力而行、留有餘地，跑步同樣可以很快樂、很上癮，讓人欲罷不能。實際上，我狀態不好時，常常用跑步調節，效果立竿見影，緊張、壓抑的情緒會煙消雲散；當然，狀態好時，我也會跑步，跑得更加盡興、歡快。

Q 叢遠新：您都是怎麼跑步的？每週跑幾次？還有其他喜歡的運動嗎？

A 陶紹明：我不一定，每週3～5次，每次5～10公里，具體看時間安排和狀態吧，我還喜歡打網球。心情不佳時，跑步調節心情很有效。

Q 叢遠新：可否談談您對目前國內人們運動現狀的看法？

A 陶紹明：不盡如人意，我們還有非常大的發展空間。運動是人類與生俱來的技能，運動鍛鍊有助培養健全的人格，一般認為，合理的運動能促進身體健康，增強自信，培養團隊合作意識和交際能力。因此，歐美、日本等發達國家特別重視運動，在美國，體育教育是放在第一位的，學校招生時往往都是先介紹體育，再介紹其他學科，美國重視體育對人的啟蒙、改造和提高作用。打一個不太恰當的比方，如果一個人是曳引機，那麼，運動改造後可以成為飛機，運動的作用常常超出我們的想像，但也總被我們忽視。

意識

專注於跑步，享受跑步過程。

享受的訣竅在於運動量不能太大，要循序漸進增加速度和強度。

動作與意識融為一體

動作與意識融為一體的特徵是同步一致和相互促進。

動作與意識如何融為一體，在前面介紹走路時已有講過，後面介紹的各種動作也都有這兩個特徵。只要反覆練習跑步，自然熟能生巧，形成條件反射，動作與意識就會趨於同步一致。另外，還要注意避免疲勞戰，否則會導致動作不可控，動作與意識則難以保持在一致狀態。

心無雜念地跑步，則跑步的動作會促進意識的享受，人在享受和專注時，又會促進跑步的動作，形成良性循環。相互促進的關鍵在於搞清讓自己最享受的速度和強度等，並順勢調整至相應狀態。

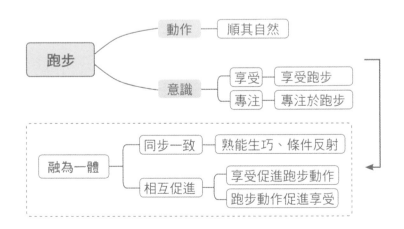

🎯 行意合一的體驗

下面是一些朋友跑步進入行意合一狀態後的感受。

「每次跑到800公尺時，就會變得特別興奮，止不住飛奔，一切煩惱都煙消雲散。」

「跑著跑著，就有一種停不下來的癡迷，不僅僅身體有輕快飄逸的感覺，就連整個情緒和心境也興奮不已！」

「每次跑完，整個人就像受了一次洗禮，開心不開心的事情都會淡化下來，多餘的精力被釋放，思維的活躍性也被無形地調動起來。很喜歡那種很舒暢很通透的極致感覺，再大的壓力，再煩的心事都能拋得一乾二淨。」

「跑到6公里左右開始很興奮，感覺能量無窮，止不住地飛奔，常把一旁的自行車和電動車速度給比下去。」

「每次跑到一定程度後，就會不自覺地沉迷於其中，就像癡迷於遊戲一樣，彷彿全世界都消失了，所不同的是遊戲玩完後，往往剩下的是空虛和疲憊，跑步後收穫的則是無比的充實和平和。」

「跑到10公里的出汗量非常大，但之後休息時異常輕鬆和安謐，晚上上床後，那種愜意無法形容。」

「跑步時，我情緒高漲，抑鬱的情緒消失得無影無蹤，跑完之後還特別清醒、有精神，晚上睡眠也更好。」

「心情不好時，武裝好自己，邁開腿跑起來，一切煩惱便會隨汗蒸發，隨風飄逝，快哉！」

「最近幾天非常繁忙，累到自己感覺腰都直不起來了，心情很煩躁，於是去操場跑了幾圈，第一圈喉嚨乾痛，走一圈，緩過來，第二圈跑完，沒有不適的感覺了，心裡變得平靜，甚至仰望星空，有點愉悅的感覺，就這樣喜滋滋地走回宿舍。喜歡這種身體可以挺直，呼吸順暢的感覺。」

至行意合一的過程

就跑步而言,達到行意合一的關鍵在於意識的享受,建議採用途徑二(見第67頁)。

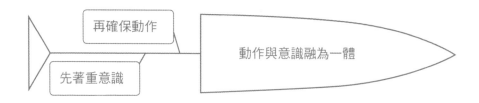

再確保動作

先著重意識

動作與意識融為一體

首先將跑步調整到最佳享受狀態(或者說最不痛苦的狀態),在此基礎上,逐漸增加速度和時間,讓享受過程來得更加強烈和持久,逐漸至身體所能達到的最大,然後慢慢熟能生巧,從而使動作與意識融為一體。需要注意的是,增加速度和時間是為了增強享受的感覺,所以要「聆聽」身體的感覺,循序漸進,否則會適得其反,讓跑步變得很痛苦,還容易受傷。

總而言之,在整個提高過程中,跑步是越發讓人享受的。

再強調一下,需要注意以下3點。

第一　要循序漸進,不能急於求成。

對普通人來說,如果急於求成,就得以較低的技能應付較高的挑戰,這樣容易焦慮、緊張,甚至受傷,不可取。

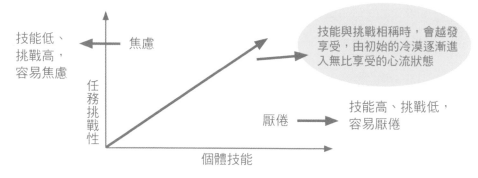

技能低、挑戰高,容易焦慮

焦慮

技能與挑戰相稱時,會越發享受,由初始的冷漠逐漸進入無比享受的心流狀態

任務挑戰性

厭倦　技能高、挑戰低,容易厭倦

個體技能

第二 要沉住氣，記住「好戲在後頭」。

對一般人來說，只有達到較高技能，且技能與挑戰相稱時，才會產生無比美妙的幸福感（心流體驗）。所以，對技能較差的人來說，一開始跑步時可能會很難找到美妙的感覺，這時候要沉住氣，循序漸進，慢慢地自然會越發享受，甚至為之瘋狂。

實際上，很多一開始快走都嫌累的超重者，堅持慢跑2週後就能找到很享受的感覺了。

第三 宜勤跑，少久跑。

體力體能偏差的人能享受跑步的時間往往偏短，可以休息一會兒繼續跑，間隔進行，這樣容易進步，疲勞戰不利進步。剛開始跑步時，可以跑一天、走一天，或者跑一天、歇一天，效果可能比天天跑更好。

行意不合的典型表現

會出現焦慮、緊張、無聊、厭倦等情緒；心裡想著力量無窮，腳卻邁不動步，出現心跳過快、氣喘不支、頭疼等症狀。

🎯 行意合一的作用

對一般大眾來說，行意合一的最大作用就是讓跑步變得無比快樂，令人欲罷不能，為之瘋狂，從而使得堅持跑步變成一件很容易的事情。

一旦享受了跑步，就能輕易達到世界衛生組織《關於身體活動有益健康的全球建議》或中國《全民健身指南》所推薦的維持身體健康的運動量，不僅能愉悅心情，緩解焦慮，而且罹患心臟病、高血壓、第二型糖尿病，以及某些癌症等疾病的機率也會大大降低，讓人們健康地長壽。

題外話　跑步與毅力

本書強調行意合一，不推薦靠毅力堅持鍛鍊，但也不反對。不過，提醒一下很多注重毅力、意志訓練的朋友們，毅力磨練往往會導致其後的毅力比常人更差，易情緒失控，還容易導致身體受傷，甚至猝死。

對欲望的克制以及對疲勞、痛苦等的忍耐一般被稱為毅力、意志。毅力、意志可以透過訓練得到一定程度的增強，比如跑馬（馬拉松，一項長跑比賽，距離是42.195公里）活動就將這種毅力、意志的磨練發揮到極致。

強化毅力、意志無可厚非，在一定情況下是有必要的。健康、快樂固然重要，但卻不能完全為了健康、快樂而活，適度的犧牲也是必要的。只是很多人只知其利，不知其弊，最終往往難免為其所累，付出各種傷痛甚至致命的代價，這是非常可惜的。

這裡介紹一下強化毅力、意志可能產生的弊端，僅供讀者參考。如果只是想磨練毅力、意志，跑馬拉松有可能危害身體健康。2015年發生了多起馬拉松活動猝死事件，其中包括一名退役特種兵；2016年清遠馬拉松賽，近2萬跑友參加，接受救治總人數為12208人次。

2010年的加拿大心血管峰會公布過一項研究資料顯示，雖然經常鍛

鍊能降低30%～50%患心血管疾病的風險，然而如果是跑馬拉松，心血管發病的危險會提高7倍。

比利時一所大學的研究人員發現，參與馬拉松等長時間耐力運動的人容易使右心室受損，很難恢復，會增加患心臟病的機率。總體來說，過於強化毅力最大的弊端是導致行意不合，最終對身體和意志的控制能力反倒比一般人更差。

科學研究發現，努力強迫自己吃蘿蔔而非喜歡的巧克力的人，隨後遇到無解的難題時會更快放棄。看完令人心煩意亂的電影後，努力控制自己情緒的人其體力明顯減弱。如果是強化熬夜的毅力，那麼，對情緒的影響更是全方位的，甚至會導致情緒完全失控，身心嚴重不合。短期的堅強有可能導致長遠的脆弱，這一點廣大讀者必須清楚，強化毅力常常是工作、學習等所必須的，但應明白其利弊，趨利避害，在脆弱時保護好自己。

爬樓

爬樓是最易產生快樂的運動之一，是不是有點出乎意料？很多人提起爬樓首先想到的是太累、太枯燥，確實對於人體來說垂直位移越大，耗能越高。但是，只要方法得當，耗能越高的運動反倒越容易產生快感，只要開始，快樂馬上就能飛漲！

爬樓為《美國人身體活動指南》第二版推薦的高強度身體活動，具有很好的鍛鍊效果和實用性。

行意合一的動作（往上走的爬樓）

爬樓誰都會，但想爬得高興需要注意兩點。

第一 步子要大，一步走2～3個台階（體力、體能允許的情況下）。

這是因為步子大，自然會讓身體受到充分鍛鍊，有助於人體充分轉動骨盆，協調肩、胯，促使心肺充分鍛鍊好。

此外，步子大更利於剛柔並濟，對於常人來説，一步一個台階不易做到剛柔並濟，蹬地充分了，往往來不及剛轉柔，導致著地重（所以，很多人往上爬樓時有著類似跺腳的動作），久了對膝蓋不利。如果實現了剛轉柔，則難以蹬地充分，因為動作不夠開展，感覺費勁，很累（動作越開，蹬地越省力）。所以一步可以多邁一兩個台階。

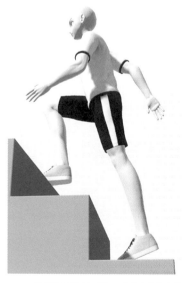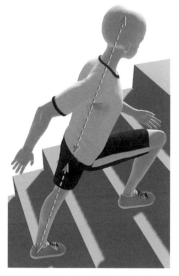

一步邁兩個台階，讓身體有更多的時間打開，注意開則俱開

第二 注意「開則俱開」，充分將腿蹬直，將脊柱伸展開。

關鍵是支撐腿充分蹬直，另外還得注意軀幹要挺拔（提頂、拔背、收腹、斂臀、氣沉丹田，整個S形脊柱往上伸展），這樣做，一方面蹬地更加有力，另一方面可以更好地保持平衡，防止身體搖擺，「開（剛）時氣勢飽滿，神氣鼓蕩」、「開勢不嫌其大（對爬樓來說，後腿盡可能蹬直，軀幹盡可能提拔），欲力發得出也（產生最佳蹬地效果）」，就是說動作在剛點要充分伸展至最大值，從而產生最佳發力效果。 道理之前已經提過，膝關節由70°增加到170°，蹬地力量可由體重的1倍增加至6倍多。因此，步子越大，速度越快，越需要展開充分，這樣就越節能省力， 爬樓就越輕鬆。

🎯 意識（往上走的爬樓）

關鍵在於享受爬樓過程。

另外得注意專注一心，心無旁騖，這大大有利於提高動作品質。

🎯 動作與意識融為一體（往上走的爬樓）

一方面，充分享受爬樓這項運動，才能長久堅持下去。另一方面，正確的爬樓動作也能促進享受。爬樓的步伐、節奏、強度要保持在促進快樂的狀態，需要較好的體力、體能、平衡能力和心肺功能，當然，這需要一定的訓練時間。所以，還是那句話，開始的時候，不要急於求成。

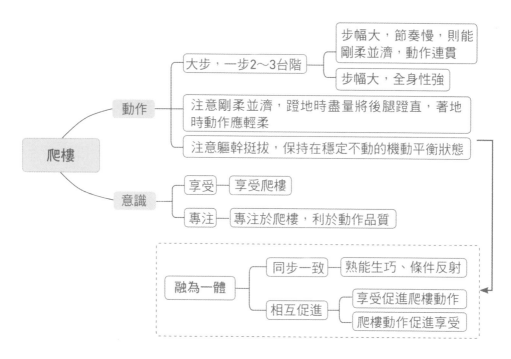

至行意合一的過程（往上走的爬樓）

爬樓比行走耗能高得多，因此，循序漸進是關鍵所在。

只要循序漸進，一般人都能輕易上下10層樓，畢竟這比偶爾爬山（實際上，很多人選擇的都是偶爾爬爬山）要輕鬆得多，也更健康。

行意不合典型現象（往上走的爬樓）

缺乏循序漸進的過程，體力體能不夠，動作跟不上意識；心肺功能跟不上，氣喘不已，心跳過快；步幅小，感覺很無聊；情緒消極，特別累。

日常爬樓vs.行意合一狀態下的爬樓（往上走）

日常爬樓	VS.	行意合一狀態下的爬樓
擺動腿擺動		擺動腿擺動
骨盆相關肌群幾乎不動		擺動腿同側骨盆向前、向上扭轉，步幅增大
肩、臂幾乎不動		擺動腿同側肩、臂反向轉動，調節平衡
整個脊柱肌群相對放鬆，更接近於低頭彎腰的C形		脊柱被對拔拉長，更挺拔、高挑
情緒偏低、焦慮		情緒高、快樂

行意合一的作用（往上走的爬樓）

爬樓時達到行意合一的狀態可以使爬樓成為無比的享受，讓爬樓鍛鍊變成日常生活的一部分，從而產生極佳的鍛鍊效果。

爬樓為《美國人身體活動指南》第二版推薦的高強度體力活動，是非常實用的運動方式。

《美國人身體活動指南》第二版強調的第一個關鍵原則是「多動少坐」，因為久坐時間越長，導致心臟病、高血壓和全因死亡率的風險越高，所有的身體活動都有助於抵消這些風險，中等強度到高強度身體活動效果更佳。爬樓則是很好的選擇，很容易達到中等至高等強度，而且極為實用，不管是居家還是工作，大多數人都能在一天當中找到多次爬樓機會進行鍛鍊。

經常爬樓能帶給人們很多好處。

1 延年益壽。腿部力量是長壽的重要指標，爬樓可以將腿部力量維持在較高水準，對延年益壽很有好處。

4 提高性功能，促進睪丸素分泌，是免費的「威而鋼」。

2 增強心血管功能。爬樓可促進血液循環，刺激心臟，從而減少患心血管疾病的風險。

5 增強活力，使人精力充沛，動作敏捷，熱情洋溢，緩解神經緊張和疲勞，提高睡眠品質。

3 增加肺活量，強健呼吸系統，改善肺臟的通氣和換氣功能，增加吸氧能力，進而提高血氧飽和度，提高全身的新陳代謝水準。

6 幫助減肥。爬樓是垂直位移的運動，耗能高，結束後能維持較長時間的燃脂狀態，而且爬樓便利，易於進行，是幫助減肥的很好運動。

7 系統改善身體健康，防早逝。瑞士的科研人員做了一項針對69人的小研究顯示，缺乏運動者經過12週爬樓鍛鍊之後，腰圍、體脂含量、血壓和膽固醇水準均有改善。西班牙相關人員做了一項針對1.3萬人的研究顯示，如果一個人能夠快速爬4層樓且中間不用休息，那麼，罹患心血管疾病、癌症等疾病導致的早逝風險較低。

另外，爬樓還有諸多爬山、深蹲所遠不能及的優勢。

1 方便。樓梯到處都有，而且，可在各種時段進行。

② 健康。爬山固然有利健康，但要建立在循序漸進的基礎上，這需要大量時間。否則，偶爾爬山未必有助健康，甚至還會起反作用，因為與平常運動量相比反差太大。

③ 更容易產生歡快感。爬樓的運動量、時間、強度以及難度均可以掌控，這是爬山及深蹲所無法比的。

④ 安全。爬樓不像爬山那樣充滿風險，累了易於休息，還能改乘電梯，避免像下山那樣產生過大的衝擊力造成膝蓋傷害。

⑤ 盡興、酣暢。可大步爬，還能跑跳著衝刺，這是爬山所遠不能及的，尤其是高山，必須兼顧體能及安全，只能慢慢爬。

往上跑的爬樓

往上跑著爬樓耗能大，是抵抗久坐風險的極佳運動，也是很好的高強度間歇性鍛鍊（HIIT），對劇烈運動有高適應性的族群可採納，對平常運動量不大的人本書不推薦。在此分享本書作者之一叢遠新的一些感受，供大家參考。

就我自己的感受而言，爬樓讓我感到快樂，其快樂程度較跑步更甚，而且只要精神狀態好，次次都很開心，當然，持續時間要短一些（7層樓上下跑幾個來回的時間），因為耗能高。我喜歡跑跳著爬樓，每次兩三個台階往上跑跳，如風一般往上衝刺，最愛這種淋漓酣暢的興奮感。

爬樓時脊柱要充分伸展至挺拔狀態，蹬地發力時，脊柱伸展得最直（此刻也最興奮），形成一條穩定不動的中軸線。圍繞此中軸線，肩膀快速有力地扭轉，從而帶動胯部更加快速有力地向上擺動。肩胯合一，有一種圓轉如神、波浪滾進的感覺，很舒暢。爬完後，順著慣性小跑幾步，慢慢溜達一會兒，直至心跳逐漸

趨於平緩後再結束。20多歲時，我可以7樓上下跑幾個來回（30歲以後一般走著上樓）。下面一些建議供感興趣的讀者參考。

　　往上跑動時，需注意剛柔轉換技術。前腳著地後，實現了充分的剛轉柔，勁蓄夠後再順勢蹬地發力，繼續往上跑。前腿著地有個看似停頓的過程，其實並未停頓，因為蓄著勁，是個鬆而不懈的過程。往上跑著爬樓不要追求速度，頻率也不宜快，節奏適宜才能充分伸展身體，做好彈性緩衝工作，能產生強烈的愉悅感。頻率太快還容易導致骨盆轉動跟不上，就只剩下大小腿的擺動了（大關節啟動速度慢）。 同樣要注意「開則俱開」、「開（剛）時氣勢飽滿，神氣鼓蕩」、「開勢不嫌其大，欲力發得出也」，這樣非常省力。

　　「開則俱開」的作用在往上跑動爬樓時較往上走更大。

　　注意肩胯合一。肩、臂的快速扭轉可以促進擺動腿的快速擺動，提高步頻。肩胯合一的作用在往上跑動時特別明顯，遠勝跑步。剛剛跑上樓後，不能馬上停下來，應溜達一會兒，待心跳平靜下來後再停下來。

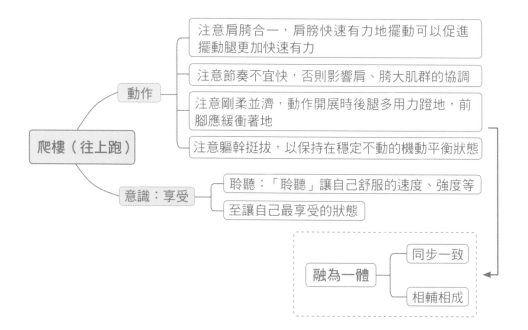

TIPS 關於高強度間歇性鍛鍊

高強度間歇性鍛鍊（High-Intensity Interval Training，簡稱 HIIT），顧名思義就是間隔從事極高強度的運動。有兩個主要特點：第一，強度極高，需要全力以赴；第二，間隔進行。

高強度間歇性鍛鍊沒有明確的定義，感興趣的讀者可觀看 BBC（英國廣播公司）的節目《鍛鍊的真相》，大致的意思是：行走1萬步，不如快走3千步。慢跑45分鐘，不及高強度間歇性鍛鍊訓練2分鐘（以極高的強度從事動感單車運動，共計3組，每組40秒）。

《美國人身體活動指南》第二版也推薦了高強度間歇性鍛鍊，指出這種鍛鍊可以改善成年人的胰島素敏感性、血壓和身體成分。與正常體重者或健康成年人相比，超重者、患心血管疾病和第二型糖尿病風險較高的人在進行此鍛鍊時，往往受益更大。

《美國人身體活動指南》第二版也沒給出詳細的定義，只是強調了高強度和間隔進行兩個特徵，主要是目前缺少進一步的定量研究資料。

具體來說，以下3種高強度間歇鍛鍊可供參考。

跑步

第一，熱身：先慢跑5分鐘熱身

第二，高強度運動：全力衝刺（10～20秒）

第三，間歇運動：慢跑或快走（1分鐘）

第四，重複第二、第三步驟共計5次

跳繩

第一，熱身：先慢跑5分鐘熱身

第二，高強度運動：二迴旋50個左右

第三，間歇運動：快走加散步1分鐘

第四，重複第二、第三步驟共計5次

組合運動

1分鐘張臂跳躍、1分鐘深蹲、1分鐘快跑、1分鐘張臂跳躍、1分鐘深蹲，高強度運動之前5分鐘內慢跑熱身，每兩次高強度運動間隔1～2分鐘，間隔時間可以是快走、散步或者休息。

　　儘管高強度間歇性鍛鍊有著獨特的鍛鍊價值，但這種形式的訓練更適合對於劇烈運動具有較高適應性的低風險人群，有中等或者高風險的人要由專業醫師來確定運動強度，讀者需謹慎對待高強度間歇性鍛鍊。

　　不過，不管怎樣，高強度運動更容易抵消久坐危害，更容易讓人全身受到充分鍛鍊是無疑的，爬樓（往上跑）、跳繩等運動滿足了相應需求，是很好的選擇，如果能進入到行意合一的狀態最好。

🎯 往下走著下樓

下樓時膝蓋所承受的衝擊力較大，應注意緩衝（柔化技術）：盡可能將擺動腿向前下擺動至最大，最後以伸展出的前腳掌著地，整個S形脊柱也應在最大伸展狀態，著地瞬間要隨即鬆開，實現剛柔轉換。

🎯 往下跑著下樓

不建議下樓時往下跑，因為有失足摔傷的風險，而且往下跑動時膝蓋所承受的衝擊力較大，超重者以及中老年人有可能因此患上膝關節炎，但如果有興趣，以下是本書作者之一叢遠新的經驗體會，可供參考。

跑下樓的感覺其實還不錯，但要做好緩衝工作，動作要圓潤流暢並且極具彈性。一步兩階往下快速跑跳，透過肩、胯的擺動帶動腿部快速、有力地大幅度擺動。著地前，整個身體充分伸展開來，著地瞬間，將全身肌肉鬆開來，積極緩衝。這樣做著地時，沒有內臟或骨骼受到巨大外力的瞬間衝擊發生震動的感覺，只有身體被連貫地柔和彈壓的愉悅感覺，使身體儲存較高的彈性勢能，能在緩衝完畢後輕鬆地順勢彈開往下跑跳。

我常常從9樓跑下去，很多時候，同事們還沒等到電梯，我已經跑到1樓了（但本書不推薦）。

往下跑時速度更快，膝蓋所承受的衝擊力更大，特別需要注意柔化技術。一方面，防止著地衝擊力對膝蓋的傷害；另一方面，可以將重力勢能高效轉換為下樓時的動能，從而輕鬆、快捷地下樓。

剛轉柔對應著開轉合，因此，著地前應一開俱開，盡可能將擺動腿向前下擺動至最大值，整個S形脊柱也應在最大伸展狀態，著地瞬間應隨即鬆開，實現剛柔轉

換（注意，動作越開，剛轉柔時間越長，越能減少地面對身體的瞬間衝擊力）。

注意肩胯合一。肩、臂的快速扭轉可以促進骨盆和擺動腿在著地瞬間擺動到位，從而更好地實現柔化技術。

做到「黏連相隨」。儘管是跑步下樓，但應像走路一樣，盡可能做到腳不離地，減少騰空時間，在擺動腿即將觸地瞬間，支撐腿再離地。雙腳與地面間做到黏連相隨。

跳繩

跳繩是很好的健身運動，可以讓肌肉、骨骼、心肺等整個身體受到非常充分的鍛鍊。跳繩耗能高，容易累，可若進入行意合一狀態的話，跳繩又是最歡快的運動，二迴旋（跳一次，甩兩下繩）尤其如此。

行意合一的動作

跳繩也要保持整體連貫性，其訣竅有二。

第一 每一次蹬地能量傳至肩、臂時，順勢帶動手腕，搖轉繩子。

也就是說甩動繩子的能量源自雙腿蹬地所致，而非單純的手臂用力；手臂的擺動應得機得勢，也就是蹬地能量一旦傳遞過來，則順勢帶動手腕搖擺繩子，手臂的擺動應該是很輕鬆的。

第二 要注意剛柔並濟。

　　手腕搖動繩子的力量並非是均勻的，而是有快有慢，有剛有柔，剛對應快，柔對應慢。

　　就腿而言，蹬地為剛，著地為柔。

　　就手腕而言，蹬地能量傳遞過來後的順勢搖動為剛，反之則為柔。

　　剛柔並濟，可以確保只需將腳尖稍稍蹬離地面，繩子即可精準地從腳下穿過。這樣既能跳得又快又好，又能避免膝蓋受到較大衝擊力，不易受傷。

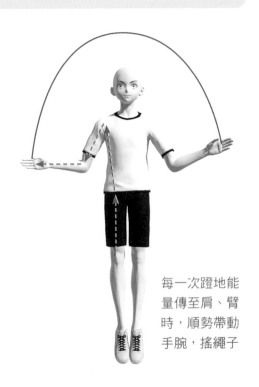

每一次蹬地能量傳至肩、臂時，順勢帶動手腕，搖繩子

本書作者之一叢遠新說：

我30多歲時開始練習二迴旋，練習了2週就能二迴旋了，一個月基本掌握了訣竅，能做到剛柔並濟，手臂、腿、腳都不會被繩子抽著，青少年學會應該更快。遺憾的是，我沒有在最美的年齡懂得相應道理，高中一次跳繩比賽，前一天才開始準備，收穫的只有疲勞和很差的戰績。那時沒有意識到，只要循序漸進，方法得當，跳繩還能那麼有趣，技術還可以提高到這等地步。等知道上述道理時，年紀也大了。

意識

關鍵在於享受跳繩運動。另外,要注意保持高度專注,以確保動作品質。

動作與意識融為一體

多練習,自然熟能生巧,形成條件反射,從而達到同步一致。

所謂相互促進,一方面,對跳繩這種高耗能運動,只有享受了才能持續下去,如果不能享受,就會感到很累、很枯燥,不僅難以持續,甚至還有可能受傷。另一方面,跳繩運動本身也會促進意識的享受,實際上,跳繩是很容易產生快樂感的,不過,需要掌握較好的技術,搞清讓自己最享受的速度、節奏和強度等。享受跳繩的訣竅就是一次跳的時間不能太長,節奏不要太快。如果節奏快(如二迴旋),則每次跳的時間就要更短一些,休息一會兒再繼續。

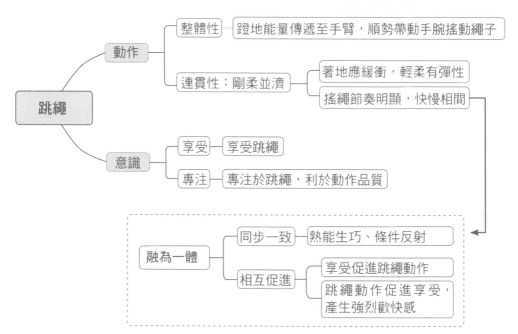

◎ 至行意合一的過程

　　跳繩是高耗能運動，需循序漸進地練習，待體力、體能、協調性等整體素質提升到一定程度後，才能得心應手，尤其是二迴旋，更要長期練習，方能隨心所欲，充分享受那種酣暢的歡快感，直至行意合一。

◎ 行意合一的體驗

　　這裡舉一些跳繩愛好者跳繩後的感受，體驗一下他們跳到行意合一時的心情。

「剛跳了一會兒就開始出汗，而且跳到後來不覺得累，竟然有點停不下來，好一個酣暢淋漓的感覺啊！」

「晚上，下自習後，我會在操場上跳繩，總是喜歡那種上上下下、越跳越快的感覺，聽到自己跳繩打擊地面的聲音就會很興奮。一天中的這個時候是很開心的，什麼都可以不用想，什麼都可以拋諸腦後，全身心地把繩跳好。往往在跳完繩後，大汗淋漓，同時感覺到自己又有了無窮的力量去準備考試。」

「每次跳繩都有這種感覺，我喜歡二迴旋，越跳越快，夾著凌厲的呼嘯聲，一口氣連跳50個，那種淋漓盡致的酣暢感好極了。待咚咚咚咚快速跳個不停的心臟慢慢趨於平穩後，感覺人生都美好了。」

◎ 行意合一的作用

　　跳繩時，人們一旦進入行意合一的狀態，將是無比美妙的感受，跳繩這項運動本身也跟著變成美好的事情了。

　　一方面，跳繩可以使人無比快樂，特別是進入行意合一狀態；另一方面，跳繩在促進身體健康方面有著非常獨特的優勢。

　　前文提及，久坐時間越長，導致心臟病、高血壓和全因死亡的風險越高，而跳繩則是抵消久坐風險的極佳運動，作為高強度有氧身體活動，跳繩是非常方便的，在很多場合都能進行。自己一個人跳也行，邀請家人或好朋友一起比試比試也不錯。

　　跳繩強度可高可低，適合大多數人進行鍛鍊。對身強體壯者，如果高強度有氧身體活動的強度不夠，還可以進一步提高強度至高強度間歇性鍛鍊，二迴旋可輕易達到，每天只需幾分鐘即可發揮很好的鍛鍊效果，可以讓肌肉、骨骼以及心肺等整個身體受到非常充分的鍛鍊，還能鍛鍊到普通運動很難涉及的深層肌肉。

　　二迴旋對時間緊張、生活節奏快的身體強壯者來說，是特別好的鍛鍊項目。

單槓引體向上

　　單槓引體向上就是依靠自身力量克服自身體重向上做功的垂吊練習。

　　單槓引體向上主要鍛鍊上肢肌肉力量和腰腹力量，在完成一個完整的引體向上的過程中需要眾多背部骨骼肌和上肢骨骼肌的共同參與做功，是一項多關節複合動作練習，是較好的鍛鍊上肢的方法，是所有鍛鍊背部骨骼肌肌力和肌耐力的練習方式中參與肌肉最多、運動模式最複雜、最有效的練習方式，是最基本的鍛鍊背部的方法，是衡量男性體質的重要參考標準和項目之一。

　　不過，單槓引體向上也是很多男同學的噩夢，必考項目，一把辛酸淚呀！為了考試不得不練，苦不堪言。其實，做單槓引體向上同樣可以非常快樂，訣竅就在行意合一。

🎯 行意合一的動作

　　單槓引體向上的整體性在於整個身體要像手臂一樣充分伸展開來,做到「蓄勁如張弓」,然後再收縮發力,引體向上。

　　總而言之,單槓引體向上除了可以用手臂發力外,還能伸展整個身體,使之像手臂一樣參與進來發力,但這常常被人忽視。動作的連貫性在於順勢而動,身體充分伸展後,迅速收腹,帶動整個軀幹、肩、臂逐次繃緊,並順勢收緊肩膀、手臂,引體向上。自腰部往上,身體呈波浪滾進狀。

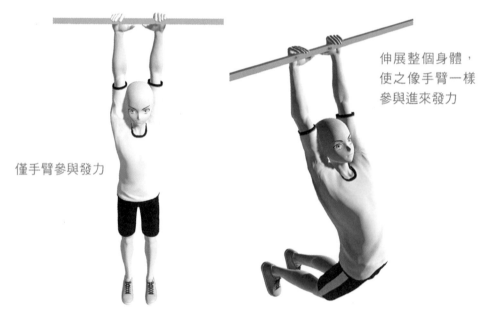

伸展整個身體,
使之像手臂一樣
參與進來發力

僅手臂參與發力

🎯 意識

　　做這項運動時,心態很重要,上面說了那麼多好處,可以不停地告訴自己,練出一個健美的背部是多麼帥、多麼「男人」!所以在意識上要跟自己說,享受這項運動吧!

動作與意識融為一體

一方面，單槓引體向上這種高耗能運動，只有享受了才能持續深入下去；另一方面，以單槓運動促進意識的享受，讓自己開心、快樂。動作的整體性和連貫性會促進意識的享受。

為此，要首先掌握上述運動技術，這需要一定的鍛鍊，另外，還需要搞清適合自己的節奏、強度等，並順勢調整至相應狀態。

能享受單槓引體向上的關鍵在於每次做的數量不能多，數量一旦多了，不光品質達不到，感覺非常累，還容易受傷，實在得不償失。

對單槓運動来说，行意合一的訣竅在於勤鍛鍊，而非久鍛鍊，實際上，一般人也很難持續鍛鍊很久。

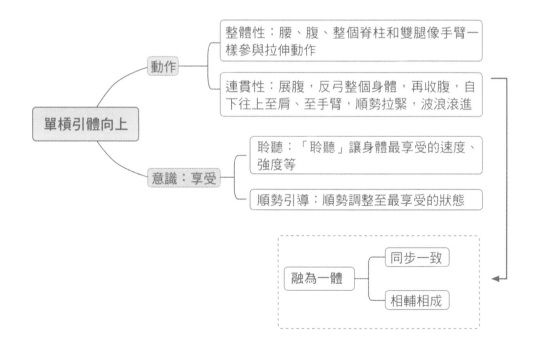

至行意合一的過程

進行這項鍛鍊時，循序漸進很關鍵，對於肌力較差的人來說，可以從一個或者兩個開始訓練，累了就休息。等身體恢復到正常狀態（沒有酸痛，精力旺盛）再鍛鍊，這樣容易提升。

如果希望獲得更快的進步或者更高強度的鍛鍊效果，可以增加鍛鍊頻率，但要注意避免一次鍛鍊太久。

普通單槓引體向上VS.行意合一狀態下的單槓引體向上

普通單槓引體向上	VS. 行意合一狀態下的單槓引體向上
拉伸時僅手臂發力	拉伸時腰、腹、肩、胯等全身發力
拉伸速度慢	拉伸速度非常快
每次拉伸數量少	每次拉伸數量多
更利於鍛鍊手臂塊狀肌肉	更利於鍛鍊全身流線型肌肉
對心肺功能刺激強度低	對心肺功能刺激強度高

行意合一的作用

相較於局部發力，做單槓引體向上動作達到行意合一標準時，主要有以下幾個作用。

可以很好地鍛鍊到背闊肌、肱二頭肌以及肩胛骨周圍許多大小肌肉群。並且能緩解背部疲勞，在很大程度上解決和預防一連串腰、背和肩部的疲勞及酸痛等問題。

可以拉伸脊柱，使脊柱盡力伸展，促進脊柱健康。

身體大幅度的伸展以及有節奏的開合可以很好地矯正不良的身體姿態，提升精神面貌，使練習者擁有倒三角形的健美體型，在攀岩、划船等休閒運動項目中表現得更出色。

行意合一狀態下的單槓引體向上可以鍛鍊出強壯的上肢和背，為人們提供了對自身更為有力的保護，增強了人們在日常活動或運動中的安全性，不論是在搬挪重物還是在運動時，上肢和背部的骨骼肌都能夠為接下來的動作提供更有力的支撐，擴大了自身所能承擔的受力範圍，減少受傷的可能性，並且在突發情況下，使自己有足夠自保能力的同時甚至還可以幫助他人脫困。

當身體充分伸展開並發力時，心理上會很舒暢，又很興奮，可以很好地調節情緒。

總而言之，達到行意合一狀態時，可以使包括心肺在內的整個身體受到更加充分持久的鍛鍊，能訓練出較大的爆發力，具有很強的實用性。

另外，達到行意合一狀態時，反弓身體，啟用腰背等各個肌群發力，充分激發出整個身體潛能，從而能產生數倍於局部手臂發力的效果。這種發力方式有助人們更好地認識、理解和掌控自己的身體，對排球、籃球、羽球、網球等諸多運動都有一定的啟發作用。

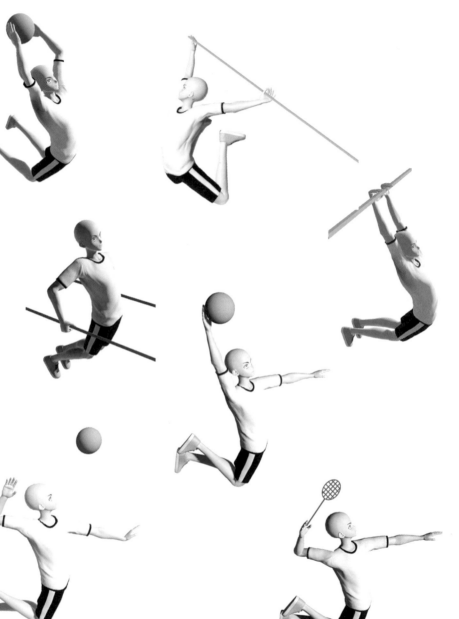

題外話 | **引體向上**

做單槓引體向上時，本書推薦進入行意合一的狀態。但是，在跟很多朋友討論時，他們覺得這樣做不對，跟老師教的不一樣。

還有朋友說，這種方式是健美運動的大忌，因為健美運動最忌受傷，這種整體性的快速拉伸受傷機率更高。另外，練就一身「肌肉塊」並非易事，一些人甚至透過吃藥幫助長肌肉，而這種爆發性的運動不易生成大塊的肌肉，極大地浪費了鍛鍊機會。

運動是多元的，考試有標準，但鍛鍊沒有標準，更沒有那麼多的對錯，健康、愉快即可。某些考試偏重的是手臂局部力量，但本書推薦的整體性發力可以獲得更多的愉悅感，另外，在必要的時候可以產生更大的爆發力，實用性更強。

這或許不利於「健美的體型」，但不同的人對「健美」的評判是不一樣的，像貓咪、老虎一樣的流線型肌肉也是很多人眼中最美麗的。

因此，給單槓引體向上設定標準，我們覺得是不明智的，行意合一只是多元鍛鍊方式中的一元，建議廣大讀者對兩種方式都嘗試一下。狀態好時，可多嘗試全身發力，反之，可多局部發力。

伏地挺身

伏地挺身是日常鍛鍊、體育課和軍事體能訓練中的基本鍛鍊項目，主要鍛鍊上肢、胸部、腰部及腹部的肌肉。

《美國人身體活動指南》第二版中建議成年人需要做肌肉強化活動，如練習舉重或伏地挺身，每週至少有2天進行這類鍛鍊。

行意合一的動作

　　做伏地挺身運動時，兩手和兩前腳掌撐地，身體俯臥，雙臂反覆撐起和彎曲，使全身連續起落。

　　伏地挺身運動的整體性在於利用腰、腹、肩等全身肌群發力推地，從而產生更大的推地力量（可以達到手臂力量的數倍），可以將身體快速推起。

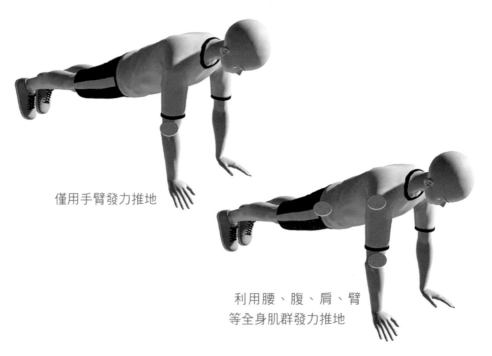

僅用手臂發力推地

利用腰、腹、肩、臂
等全身肌群發力推地

　　伏地挺身運動的連貫性主要有以下兩點。

> **第一**　注意剛柔並濟，動作應有節奏和彈性，往下時注意放鬆，推直瞬間多用力。

　　將身體撐起時，盡量在身體和手臂撐直瞬間多發力，這樣更輕鬆，也能將身

體推得更高（甚至離地躍起）。也就是傳統武學所說的「開勢不嫌其大，欲力發得出也」。

身體往下時，應注意放鬆，動作應有彈性，從而能蓄積能量，以便接下來撐地時的順勢反彈（就像起跳前的下蹲蓄勁一樣）。

第二 注意順勢而動。

將身體撐起時，腰腹向上快速挺起，從而帶動肩膀、手臂快速推地，自腰腹至肩膀、手臂要節節貫穿，手臂應順著腰腹傳遞過來的能量推地。

意識

在做伏地挺身這項運動時，關鍵在於享受。

享受的關鍵依然在於量力而為，數量不能太多，數量一旦多了，品質達不到，體力體能跟不上，就會感覺非常累，而且還容易受傷，自然也就不享受、不想做了。

動作與意識融為一體

讓自己享受，享受了才能促進伏地挺身運動持續下去。

另一方面，以伏地挺身運動促進意識的享受，讓自己開心、快樂。能高品質完成動作，將身體快速有力地推起，且不費勁時，容易產生享受的意識。

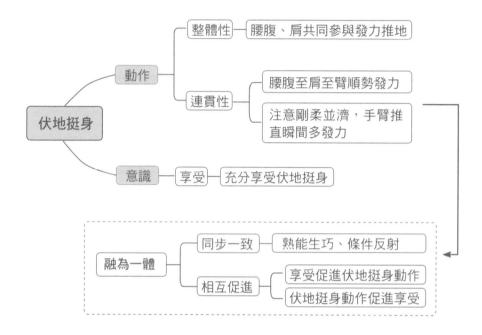

🎯 至行意合一的過程

　　行意合一狀態需要強壯的手臂肌肉以及肩、臂、腰腹的整體協調能力，這需要一定時間的鍛鍊，因此，要掌握循序漸進的原則（例如一次從5個開始），不要急於求成。

🎯 普通伏地挺身VS.行意合一狀態下的伏地挺身

　　相較於單純手臂發力，行意合一狀態下做的伏地挺身可以使全身受到更加全面和強度更高的鍛鍊。

普通伏地挺身	VS.	行意合一狀態下的伏地挺身
僅雙臂發力推地		除雙臂外，腰腹、肩膀共同參與發力推地
推地速度慢		推地速度非常快
更利於鍛鍊手臂塊狀肌肉		更利於鍛鍊全身流線型肌肉
對心肺功能刺激強度低		對心肺功能刺激強度高
實用性低		實用性高

行意合一的作用

相較普通的伏地挺身，達到行意合一狀態時，肩膀、腰腹以及心肺等整個身體都能受到更加充分的鍛鍊，意識上更加享受，所以也更容易長期堅持下去。

長期堅持伏地挺身運動者健康長壽的機率更高。伏地挺身技能不僅是衡量肌肉、骨骼健康程度的重要指標，也是衡量心血管是否健康的重要指標。

美國哈佛大學針對1500多名消防隊員連續10年的追蹤調研發現，一次能做40個伏地挺身（速度為80個／分鐘）以上的男性，與那些只能做10個伏地挺身的男性相比，患心腦血管疾病的機率降低了96%左右。

騎行

　　騎行不光是一項運動，更是很多人日常生活中的一部分，特別是在宣導綠色出行、共享單車流行的當下。

　　騎行被世界衛生組織發布的《關於身體活動有益健康的全球建議》列為常見的有氧身體活動之一。由於騎行速度可快可慢，騎行姿勢可坐可站，因而能滿足各種層次的鍛鍊需求。

　　但是普通的騎行只有大小腿的運動，並沒有讓身體受到充分鍛鍊，甚至還會影響生殖器官的健康（長期坐著，壓迫生殖器官）。

　　如果能以行意合一理論引導，則能讓身體受到充分的鍛鍊，還能愉悅心情，讓身體、心理雙受益。

行意合一的動作

　　很多人只是將自行車當作一種代步工具而已，騎行時全身並沒有受到充分鍛煉，往往是將整個重心壓在車座上，僅依靠膝關節肌群力量踩踏前行，而沒有讓髖關節肌群等其他身體器官受到充分鍛鍊。

　　另外，這種騎行方式會壓迫生殖器官，有研究認為可能影響性功能和生育功能，但也有研究認為不會影響，目前還存在著較大爭議。

　　本書建議以全身的力量蹬踩踏板來騎車，具體來說，就是要將臀部抬離車座，以身體重量帶動髖關節肌群和膝關節肌群下壓踏板，從而形成較大的踩踏力量，產生較大的騎行速度。這樣能讓整個身體受到更加充分的鍛鍊，而且還不會產生壓迫生殖器官的弊端。全身力量蹬踩踏板耗能大，更容易累，可以採用快慢結合的方式，蹬累了就降低節奏，站在踏板上緩慢騎一會兒，或者休息一會兒，

依靠慣性前行一段。

　　一般來説，如果想鍛鍊身體，半小時之內，臀部都應保持在抬離後座的姿勢（但前傾較大可能導致腰疼，注意選擇合適的自行車，負重時盡量少前傾），這對一般人來說很容易做到，因為大部分人散步半小時是沒問題的，尤其是久坐一天後的上班族，只是缺乏相應意識而已。

　　騎行的連貫性注意兩點。

 第一 注意剛柔並濟，在腿快蹬直瞬間（剛點）多發力，這樣可以用更小的力產生更快的騎行效果。

第二 蹬踏板時，以身體重心帶動髖關節、膝關節逐次發力，節節貫穿，順勢而動。

　　一款可變速的自行車是快速騎行的必要條件。如使用的是不能變速的自行車，是無法站立在踏板上利用全身力量快速騎行的。

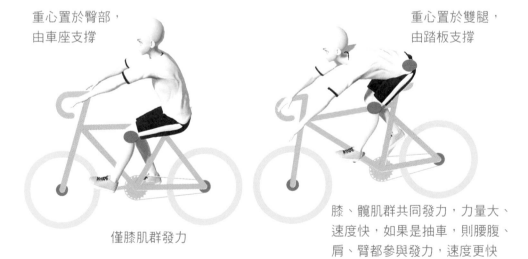

重心置於臀部，由車座支撐

僅膝肌群發力

重心置於雙腿，由踏板支撐

膝、髖肌群共同發力，力量大、速度快，如果是抽車，則腰腹、肩、臂都參與發力，速度更快

騎行局部發力VS.整體發力示意圖

◎ 意識

騎行其實可以是一件很享受的事情，選一輛適合自己的自行車，選一條喜歡的小徑，時而快速飛奔，時而順風滑行，想想都愜意。

◎ 動作與意識融為一體

騎行時動作與意識融為一體，依然要注意同步一致和相互促進。前文已說過多回，這裡提醒大家的是，當動作與意識融為一體時可以讓騎行更加歡快，更加興奮，但也更容易累，所以應注意勞逸結合，快慢相間。

◎ 至行意合一的過程

當騎行達到行意合一狀態時，對心肺以及下肢肌肉力量的要求都較高，這需要一定時間的訓練。因此，要循序漸進，不能急於求成。

◎ 普通騎行（僅膝肌群發力，坐後座上）VS.行意合一狀態下的騎行

比較項目	普通騎行	VS. 行意合一狀態下的騎行
膝肌群	參與運動	參與運動
髖肌群	不動	參與運動
臀部	臀部坐在車座上，不動	臀部抬離車座，利用身體重量往下踩踏

比較項目	普通騎行 VS.	行意合一狀態下的騎行
生殖健康	可能受影響	不受影響
對心肺功能刺激的強度	低	高
脊柱健康	整個脊柱肌群相對放鬆，更接近於低頭彎腰的C形	脊柱被對拔拉長，更挺拔、高挑
情緒	情緒偏低或者自然	情緒高、快樂

 行意合一的作用

相較於普通騎行，行意合一狀態下的騎行主要有3個優點。

| 第一 | 讓整個身體受到更加充分的鍛鍊。 |

| 第二 | 避免生殖器官可能受到的健康影響。 |

| 第三 | 更加快樂。有了這個優點，將騎行運動進行到底就是容易做到的事情了。 |

對於家與公司距離適中的上班族來說，僅上下班的騎行運動就很容易達到每週150～300分鐘中等強度有氧身體活動量或者75～150分鐘高強度有氧身體活動量（通常時速超過16公里／小時就能達到，如果使用的是輕便的公路專用車，那麼可能需要更高的速度才能達到相應活動量），達到世界衛生組織《關於身體活動有益健康的全球建議》標準，從而大大降低患高血壓、心臟病、第二型糖尿病以及各種癌症的風險，還能延年益壽。

英國格拉斯哥大學研究團隊針對25萬人的調研顯示，相較於駕車或是乘公共交通工具，騎行上下班者罹患心臟病和癌症的風險降低50%，早亡的風險降低41%，該研究報告刊登於《英國醫學雜誌》。

《老化細胞》雜誌發表的一篇論文表示，相較於不常運動的人，堅持騎行的人更易保持在年輕健康狀態。經常騎自行車的人，身體脂肪和膽固醇的狀態也趨於穩定。在男性研究物件中，睪丸激素沒有受到年齡干擾（不常運動的人各項指數都下降得比較多）。研究人員也表示即使這些騎行者的身體狀態已經保持在最佳狀態，一旦停止運動他們的身體狀態也有可能變差，而行意合一產生的快樂正好能引領普通人將騎行堅持下去。

家務勞動之洗衣服

當下有太多人的工作都是久坐的，非工作時間又大都低頭與手機「較勁」，而久坐與心臟病、高血壓和全因死亡的增加有著密切的關係。目前，我國心血管疾病占居民全部死因的40%以上，每5例死亡病例，就有2例是死於心血管疾病。雖然致病原因是多種多樣的，缺乏運動肯定是原因之一，但是很多人都會說工作太忙沒時間運動啊！那就用做家務來「彌補」吧。

對大多數久坐、運動量匱乏的現代人來說，洗衣、拖地等各種家務活動都是有益健康的，如果能達到行意合一的狀態，則不僅可以愉悅心情，還能達到中等強度身體活動標準，大大有益於身體健康。

雖然現在人們大多使用洗衣機來洗衣服，但是有些小件衣服或不宜機洗的衣物，大家還是會用手洗，一般在洗衣服時，主要用到的是手和手臂，但是這樣的動作往往會讓人心生厭煩，你有沒有想過，洗衣服也能洗出幸福感來？其實將動作調整至有全身連貫性就行了。

行意合一的動作

洗衣服時，如何做到全身連貫呢？

關鍵在於要肩、胯、臂、腿協同發力，這樣動作幅度大，且有力；發力時注意由腿至胯至肩至手臂，節節貫穿，勢勢相承，順勢而動。

注意身體保持在挺拔、平衡的狀態，這樣肩、胯才能靈活協調，促進洗衣的動作。

雙手接觸瞬間應放鬆，順勢搓揉，保持彈性。雖動作有力，搓洗幅度大，但卻不生硬，衣服受力均衡，這樣手和衣服都不容易磨損。

意識

享受洗衣服這件事，可能你以前沒有想過，看過上面的介紹後，再洗衣服時，注意專注於洗衣服本身，試著找找洗衣的樂趣。行意合一的關鍵就是意識是享受的。

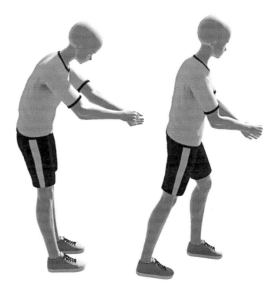

動作與意識融為一體

洗衣服的動作與意識同步完成，且高度一致（所做正好是所想）。多練習，熟能生巧，

左圖洗衣服的動作是僅手臂發力，動作幅度小，力量小。整個脊柱肌群鬆弛，往往彎腰駝背，機動平衡性差。

右圖的動作是肩、胯、臂、腿協同工作，動作幅度大，有力。脊柱伸展，身材挺拔，腹、臂肌群收緊，保持著較高的機動平衡

行意合一

形成條件反射，就能達到同步一致了。

當你享受了洗衣服這件事，自然能促進動作持續下去。動作的整體連貫性又可以讓人感受到洗衣服很興奮。洗衣服時，身體姿勢的挺拔也會讓人顯得更加有精神。提頂拔背，則神清志明。

普通洗衣服VS.行意合一狀態下的洗衣服

相較於普通洗衣方式（僅手臂發力），行意合一狀態下的洗衣服提高了身體的活動強度，有著更好的鍛鍊效果。

比較項目	普通洗衣服 VS.	行意合一狀態下的洗衣服
臂	參與運動	參與運動
肩膀	不動	參與運動
骨盆肌群	不動	參與運動
對心肺功能刺激的強度	低	高
脊柱健康	整個脊柱肌群相對放鬆，更接近於低頭彎腰的C形	脊柱被對拔拉長，更挺拔、高挑
情緒	情緒低落或者一般	情緒高漲、快樂
安全性	手指容易磨損	避免手指磨損受傷，雙手接觸瞬間的放鬆和順勢搓揉，能最大程度地保護手指不受傷
洗衣速度	慢（動作幅度小、無力）	快（動作幅度大、有力）

家務勞動之拖地

　　如果拖地是你生活中的必做之事，可以像應付差事一樣應付到老（雖然不喜歡，但是不得不幹），也可以快快樂樂做到老，你會選擇哪一種呢？如果是後者的話，恭喜你，遵循行意合一理論就可以了，不僅可以更加快樂，還能讓全身受到更加充分地鍛鍊，一舉多得。

行意合一的動作

　　人們在拖地時，常常只有手臂的運動，這樣力度小、幅度小，拖地速度也慢，缺乏樂趣。

　　如果能以行意合一理論引導，則力度大、幅度大，拖地速度快，還很有趣。動作的關鍵在於肩胯合一，連貫順暢。

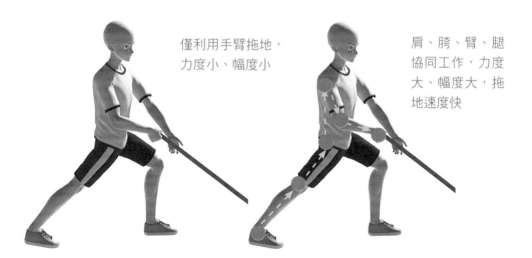

僅利用手臂拖地，力度小、幅度小

肩、胯、臂、腿協同工作，力度大、幅度大，拖地速度快

一般人右手更加靈活有力，以右手發力為主，那麼拖地時右腿在後，左腿在前。右腿蹬地，胯、肩逐次啟動，順勢發力，帶動手臂拖地，幅度大而有力，地也拖得乾淨，很容易就大汗淋漓，人也開心振奮。右腿、右胯、右肩至右臂逐次發力，節節貫穿，勢勢相承，順勢而動。

一種比較直接的感覺就是：拖地的能量是右臀部發出來的。

意識

把拖地當作一種享受，這並不可笑，倒是有意思的事。自己既做了全身性的鍛鍊，又把環境打掃乾淨了，是不是一件讓人高興的事，當意識開始享受了，就開始進入行意合一狀態了。

動作與意識融為一體

拖地時盡量讓動作與意識同步完成。只要多拖拖地，就能形成條件反射，使動作與意識同步一致，而且還能「收穫」乾淨的環境，想想就不錯吧！所謂相互促進，一方面，享受才能促進拖地活動持續下去；另一方面，讓拖地動作促進享受，動作的整體連貫性正好可以促進享受，很容易發熱出汗，精神也振奮愉悅。

普通拖地VS.行意合一狀態下的拖地

相較於僅手臂發力的拖地，行意合一狀態下的拖地增強了身體活動強度，有著更好的效果，具體對比如下。

比較項目	普通拖地 （僅手臂發力） VS.	行意合一狀態下的拖地
手臂	參與運動	參與運動
肩膀	不動	參與運動
骨盆肌群	不動	參與運動
對心肺功能刺激的強度	低	高，易出汗
脊柱健康	整個脊柱肌群相對放鬆，更接近於低頭彎腰的C形	脊柱被對拔拉長，更挺拔、高挑
情緒	情緒低落或者一般	情緒高漲、快樂
拖地速度	慢（動作幅度小、無力）	快（動作幅度大、有力）

行意合一實踐應用小結

前面講過了容易達到行意合一狀態的各種運動，這裡再將它們做分類，便於大家記憶。總體來說，可以將運動大致分為3類，每一類運動有相近的方式來達到行意合一狀態。

第一 低耗能運動。

走路、洗衣服、拖地等低耗能運動，可以採取如下方式掌握行意合一技巧。

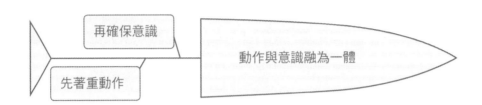

先做好動作的整體性和連貫性，再做好意識的享受、專注、連貫，使二者逐漸融為一體，達到行意合一狀態。總的來說，對低耗能運動，達到行意合一狀態具備以下6個優點。

1 肩、胯等協調發力，讓整個肌肉系統受到更好地鍛鍊。

4 更好地刺激心肺，讓心血管和呼吸系統得到更加充分的鍛鍊。

2 脊柱更加挺拔，利於腰椎、頸椎骨骼系統的健康。

5 情緒高漲、快樂。

3 由於脊柱更加挺拔，姿勢更加靈活有力，所以人會顯得更加優雅，更加迷人。

6 速度快、高效。

總而言之，達到行意合一狀態時整個身體能受到更加充分的鍛鍊，心理上更加快樂，由於效率更高，這樣還可以騰出更多時間從事其他工作或者娛樂活動，為快節奏的生活「增加」了更多選擇。

《美國人身體活動指南》第二版提出成年人的第一個健康關鍵指標是多動少坐。而行意合一狀態下的運動不僅減少了久坐時間，還使走路、洗衣、拖地等各種活動達到中等強度有氧身體活動標準，既抵消了久坐的風險，又可以使人們不費勁地堅持下去，讓健康長長久久。

第二 持久的高耗能運動。

對慢跑、爬樓（或者爬山）、持續跳繩等持久的高耗能運動，可以採取如下方式來掌握行意合一的技巧。

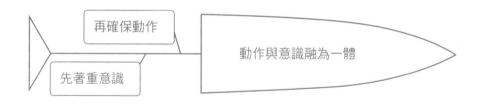

再確保動作

先著重意識

動作與意識融為一體

首先確保意識在最佳享受狀態（或者說最不痛苦的狀態），在此基礎上，逐漸增加速度、力度或者時間，讓享受過程來得更加強烈和持久（增加速度、力度和時間是為了增強享受，所以要「聆聽」身體的感覺，循序漸進，否則會適得其反，讓運動變得痛苦，還容易受傷），逐漸至身體所能達到的最大值，這是個熟能生巧的過程，不能操之過急。

持久的高耗能運動，如能達到行意合一狀態有下面兩個優點。

1 讓人情緒高漲、更快樂。高耗能運動能產生較多腦內啡，增強激情和活力，使人們的整體生活變得更加快樂。

2 行意合一使得慢跑等高強度有氧身體活動變得易於堅持，甚至為之瘋狂，欲罷不能，更容易達到世界衛生組織《關於身體活動有益健康的全球建議》中提出來的每週進行75～150分鐘高強度有氧身體活動指標，有延年益壽的作用。

第三 短暫的劇烈運動——高強度間歇性鍛鍊。

對大步爬樓、快速跳繩、快速跑步、伏地挺身、單槓引體向上等運動來說，可在上面兩種方式之間求取平衡，即兩種方式都嘗試，然後逐漸找到適合自己的平衡點。體力體能較好者，可多採用第一種方式，先注重動作的整體性和連貫性，達到速度、力量等最大值；反之，則多採用第二種方式，在確保最大享受的基礎上，逐漸增加速度、力度或者時間，直至自己所能及的最大值。

總體來說，短暫的劇烈運動，達到行意合一狀態時具有兩個優點。

1 可以讓肌肉、骨骼、心肺及整個身體受到非常充分的鍛鍊，還能鍛鍊到普通鍛鍊很難涉及的深層肌肉。

2 可以產生非常強烈的愉悅情緒。

作為高強度間歇性鍛鍊，每天只需5分鐘（間隔完成）即可。對生活節奏較快的青壯年人來說，這是一個很好的選擇，有助抵消久坐風險。

案例分享

前面介紹了很多運動如何達到行意合一狀態的實踐方法，運動不僅可以是無比快樂的，運動帶來的健康也能被充分感知，這些感知可以引導我們更好地運動。為了幫助讀者們理解，下面分享幾位朋友運動時的快樂體驗，僅供參考。

跑完步，像受了一次洗禮

小莉是個慢性子，剛上大學時就連日常走路都是散步式的，被同學們戲稱為班上走得最慢的女生，體態也不太好，日常總是彎腰駝背，一個20歲出頭的小姑娘，看上去卻很沒精神。她曾為自己思維不夠活躍而鬱悶，為自己看起來病懨懨而苦惱，她不知道其中的深層原因，後來卻發現運動可以解決上述的鬱悶和苦惱。

小莉在大二的時候迷上了跑步，發現原來平時那麼安靜的自己，也可以動起來，也可以活力四射。跑步時，她不會強求自己一定要跑幾圈，不想跑了就會停下來，有時甚至連兩圈都不到就會停下來。每次跑完，整個人就像受了一次洗禮，開心不開心的事情都會淡化下來，多餘的精力被釋放，思維的活躍性也被無形地帶動起來。她發現，那段時間精神更易於集中，更容易在短時間內完成一項學習任務或是其他事情。她覺得應該是運動更能讓一個人充滿活力，精力充沛！

運動讓學習更有效率

程城說在考研究所的那一年，體驗到了運動帶給他的最佳益處。以前走路，為了欣賞路邊風景，總是走得很慢，以至於太過平和，沒什麼激情。但是考研究

所的時候，為了節省時間，總是走得很快，原來要走 10 分鐘的路程，那時 5 分鐘就可以走完。後來慢慢地發現，因為快走，早上能夠讓自己更快進入學習狀態，腦袋能夠從前一晚的昏睡中更快地清醒過來，從而使上午的學習更加有效率。

晚上自習後，程城會在操場上跳繩，喜歡那種上上下下、越跳越快的感覺，有時聽到跳繩擊打地面的聲音會很興奮。一天中的這時候是很開心的，什麼都不想，什麼都可以拋諸腦後，只需全身心投入把繩跳好。跳完繩後，雖大汗淋漓，但感覺又有了無窮的力量去準備考試。後來他高分考上武漢大學的研究所。

如果你覺得自己的思維不夠活躍、精神不佳、效率不高，可以嘗試用運動來改變，但要注意以自己喜歡的方式去運動。

運動在每時每刻

寧小倩是中國科學院地理所助理研究員，她很少刻意叫自己運動，每天堅持只因為喜歡，喜歡運動時的快樂，喜歡運動時身體的舒展，喜歡運動後渾身舒服。

為了抓緊時間學習或者多睡一會兒，自初中開始，她一直保持著快走的習慣。快走的一大好處就是感覺自己很有精神，步伐很輕快，整個人身軀都很挺直，而且感覺自己很有自信（當然並不是一直都快走，飯前飯後會慢慢散步）。

大一的時候，她和同寢室的女生喜歡上打乒乓球，於是每天下午都會玩上很長時間，雖然球技不怎麼樣，但是她們兩個人喜歡互相捉弄對方，喜歡打高球，喜歡伸展自己的身體去接球，在別人看來，更像打羽毛球的架勢，但是每次打完球都感覺很舒服，身體舒展開了，加上打球時常和同學聊天，心情變得很好，生活學習中遇到的煩惱也會一掃而光。

她愛動，整個寢室的女生也比較喜歡運動，曾經有一段時間每天晚上室友都集體去跑步，跑完步後大家都反應睡眠更好了，所以也更喜歡去跑步，形成良性

循環。

　　讀了研究所以後，運動的頻率比以前增加了。班上的同學都喜歡玩排球，男女同學基本每天下午都打排球，並開始加強技術的練習。有時候學業緊迫幾天沒玩，就像缺了什麼似的。那時候才真正體會到為什麼很多男生喜歡到籃球場和足球場運動，因為運動之後那種渾身舒暢的感覺確實容易上癮，真是一天不運動渾身就不舒服。

　　有一段時間她在趕論文，運動少了，整天面對電腦，導致的後果就是頸椎疼，沒有運動時和同學的交流，整個人的狀態都不是很好。後來加上運動，頸椎不適沒有了，和同學見面次數多，心理狀態也調整過來了。

　　總而言之，她說快走可以讓自己很有精神，可以使自己身形挺直，可以讓自己更有自信。身體舒展開打乒乓球會特別舒服，心情愉快，遠離苦悶。跑步後睡眠更好，這會讓自己更想跑步，形成良性循環。強化技術鍛鍊會讓人增加對打排球的興趣。

　　如果你有精神狀態不好、不夠自信、軀幹不直、情緒失落等不良狀態，那麼，參照寧小倩的做法或許能有所改變。

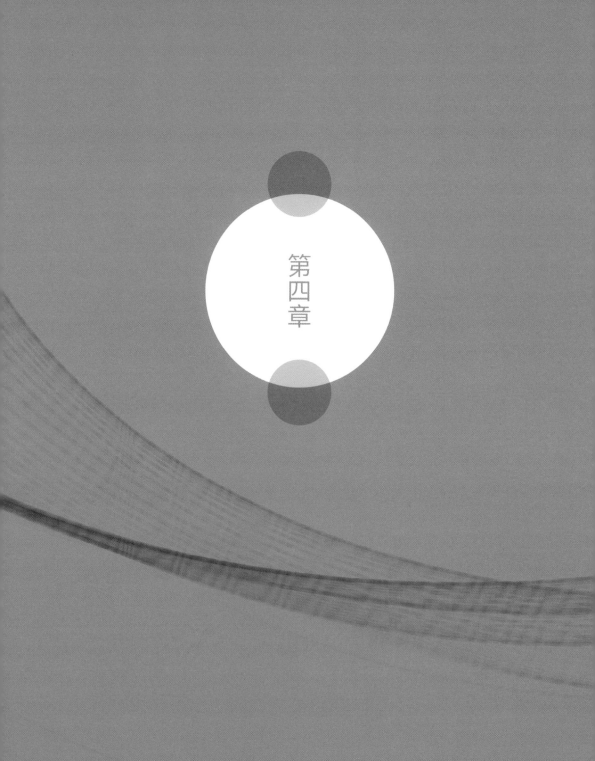

第四章

最高效、
最持久的減肥妙策

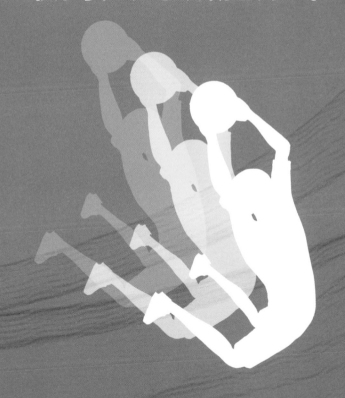

有這樣一種說法，大概意思就是一個女人一生中會用約49年的時間在想著減肥這件事。不用細究49年這個數字是怎麼算出來的，但減肥對於多數女人來說絕對有著「致命的誘惑」，哪怕就是過過嘴癮。現在人對健康越來越重視，保持好的身材對於男女老少都是「重要課題」，只是肥來得容易、去得艱難，著實苦惱著很多人。不過現在，你已經了解行意合一，那麼減肥這件事就變得簡單了。從運動的角度來說，行意合一狀態下的運動是最好的減肥塑身方法，高效、易行，而且能為普通人所理解、掌握和應用。

行意合一狀態下的運動，太適合減肥塑身了

在行意合一狀態下的運動，是全身性的，燃燒脂肪快，塑身效果佳，最棒的是容易堅持，所以非常適合減肥塑身。

最利燃燒脂肪

減肥的關鍵在於燃燒脂肪，在於耗能。而行意合一狀態下的運動正好最利消耗體能，使各種活動的耗能達到最大值。

首先，行意合一強調整體性運動，使走路、伏地挺身、單槓引體向上、爬樓、洗衣、拖地等活動的耗能均達到最大值，使得日常生活中涉及體力的活動都能達到最利減肥的狀態。

其次，對慢跑等持續性高耗能運動來說，能否堅持下去才是關鍵所在，行意合一能讓人愛上運動，為之癡迷，將高耗能運動進行到底，想不減肥都難。簡而言之，行意合一狀態下的運動使得各方面的體力活動耗能達到最大值，是最利減肥的。

塑身最佳

在行意合一的狀態下，人們運動時的整體動作使身姿趨於高挑、挺拔，運動的過程就是塑身的過程。這是每個人都可以直接感受到的，你不妨對著鏡子看一看自己在行意合一狀態下的身姿，下面以快走為例說明這一點。

塑造平滑有力的小腹

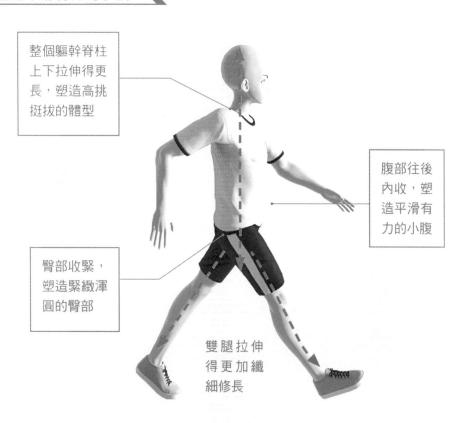

整個軀幹脊柱上下拉伸得更長，塑造高挑挺拔的體型

腹部往後內收，塑造平滑有力的小腹

臀部收緊，塑造緊緻渾圓的臀部

雙腿拉伸得更加纖細修長

先站立不動，然後開始行走，你就會發現小腹內收得緊湊了一些。試著加快行走速度，你會進一步發現，小腹也會跟著收得越發緊湊。行走速度越快，小腹

就會收斂得越發明顯。

因為一旦加大蹬地力度以及加快行走速度，上身就會後仰，人就會本能地收腹以保持前後方向的平衡，從而塑造平滑有力的小腹。

因此，行走尤其是快走可以使整個軀幹脊柱上下方向更加挺拔，前後方向更加收縮，透過臀部、腹部前後左右方向往軀幹中線上收得更緊，從而塑造出平滑有力的小腹。

塑造緊緻渾圓的臀部

從站立不動，到開始行走，再到加快行走速度，你同樣會發現，臀部也會收得越發緊，所以，行走也可以塑造緊緻的渾圓臀部。

塑造修長大腿

對著鏡子（或者觀看他人）行走，你就會發現，在前腿著地時，雙腿被拉伸得最長。步幅越大，行走速度越快，腿部被拉伸得越長。

很多減肥的人發現，腿部尤其是小腿肥肉特別頑固，極難減下來，敲打、壓腿都沒用。行走時，腿部是處在不斷拉伸中的，不需要太多花樣，多走、快走就可以塑造修長的腿部。

其實，只要走起來，腿部就會處在節奏性張弛中，就會練出富有彈性的流線型肌肉，塑造出修長纖細的腿形。

塑造挺拔脊柱

不論人在坐著或站著時將脊背保持在何種狀態，但只要走動起來，都會本能地將後背拉伸得比較直，使身體保持在相對挺拔的狀態。行走越快，脊柱伸展得越直。

　　有意識地將脊柱保持在挺拔狀態，也可以更好地增大蹬地力度，促進快走。所以，快走是塑造挺拔脊柱的最好方法。

塑造優美曲線

　　快走時，支撐腿會蹬得更直，人處在更加修長的狀態，S形脊柱也會被拉伸得更直，軀幹更加挺拔，尤其是身體被蹬離支撐腿的瞬間，軀幹、大腿均會被拉伸得最長，身材會比平常高挑。

　　對著鏡子行走，人們會輕易發現，身體在行走、特別是快走時變高了，尤其是身體被蹬離支撐腿的瞬間，身體變得高挑、挺拔了，形成高於日常站立時的行走身高，多行走，則自然會塑造接近行走時的高挑挺拔身材。

　　速度越快，整體性和連貫性愈強，愈趨於行意合一，塑身效果越佳。不僅走路如此，跑步也是如此，而且，跑步較快走塑身效果更佳，不需要多快，只要跑

　　「才跑了2個月，小腹和臀部變得小多了，更加緊緻有力了。」

　　「沒跑多久，背緊實多了，而且腰、腹明顯變小了，體重沒怎麼下降，但周圍人都說我瘦多了，好開心。」

「跑了一個暑假，變高了點，走路時也自然昂首挺胸，很有精神。」

「跑了一段時間後，苗條了，腰變細了，屁股變小了，小肚子沒了，但胸也變小了，不過卻更加輕盈和堅挺。媽媽說這樣才好，有質感，胸大了未必好，尤其是胖的，到了一定年齡都會下垂。」

「跑了1年，體重由72公斤下降到51公斤，脂肪肝沒了，讀書時駝背的體態完全消除了，身材尤其地挺拔，氣質勝過空姐。」

「堅持每天跑5000公尺，跑了半個月，彎腰駝背的習慣沒了，人顯高了。」

行意合一

起來，就能發現（跟快走一樣，直接感受或者對照鏡子看），身材自然高挑挺拔（形成比平常更加挺拔的跑步身高），四肢拉伸得更加修長。

如果你的體型不夠挺拔苗條，那麼，堅持跑步一段時間後，或許就會發生像以下6位朋友一樣的奇蹟。實際上，像爬樓、跳繩、洗衣、拖地、擦桌子、打球等幾乎所有的節奏性運動都是如此，特別是進入行意合一狀態，對塑造高挑、挺拔、苗條的體型都大有益處。

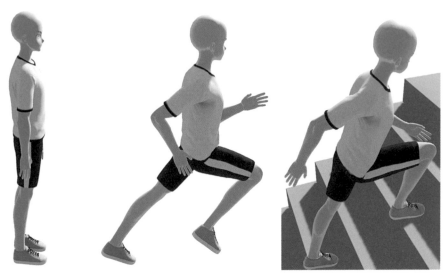

爬樓、跑步可以塑造比平常更加高挑、挺拔的身材

最易堅持

運動太痛苦，堅持不下去是很多超重者減肥失敗的根本原因，而達到行意合一狀態時，會愛上運動，為之癡迷，欲罷不能，從根本上解決運動無法堅持的問題。對缺乏毅力的普通人來說，再沒有比這更好的事情了。

嚴重超重者如何減肥——快樂第一

　　體重超重者[1]往往更難堅持運動，超重越是嚴重的越是如此。因為，享受運動的關鍵在於具有較高的運動技能，且技能與挑戰保持著一定平衡，而超重者往往運動技能偏低，更容易產生冷漠或者焦慮的情緒。尤其是急於快速減重的人，常常會選擇挑戰性較高的運動，如設定45分鐘以上的跑步時間和較快的跑步速度等難以達到的標準，這很容易讓人產生焦慮情緒，而且急於求成還容易導致受傷，身體上的傷痛又會進一步加深不良情緒，從而使減肥失敗。

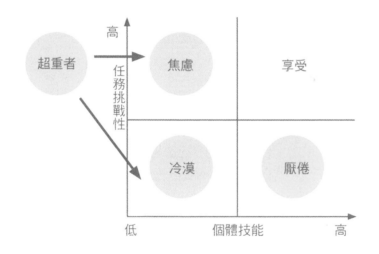

　　因此，超重者往往是最討厭和害怕運動的群體，原因雖然很多，但方法上被誤導了是很重要的因素，比如過於輕信外在的標準和方法，堅持過長的時間和過大的運動量，輕信心靈雞湯，以為自己的意志力不可戰勝等等。

　　對於討厭運動的超重者來說，堅持運動的關鍵在於保持技能與挑戰的平衡，並要循序漸進，先讓自己舒服了，在技能不斷提高的過程中，會越來越享受到運

❶ 體重是否超重可以參考身體質量指數（BMI）。 BMI=體重（公斤）/身高（公尺）^{2}

行意合一

動的樂趣，慢慢愛上運動，堅持下去，自然能成功減肥。

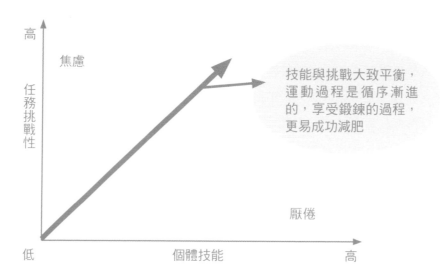

技能與挑戰大致平衡，運動過程是循序漸進的，享受鍛鍊的過程，更易成功減肥

本書作者之一叢遠新所指導的一些超重朋友之所以能成功減肥就是出於此故，其中一位曾經以為這輩子跟健康無緣的超重者，在他的引導下改變了觀念，跑不動就快走，快走不行就慢走，總之讓自己舒服，循序漸進，慢慢享受到運動的樂趣，最終成功減肥，下面附上他的減肥歷程供讀者參考。

BMI分類	WHO標準	亞洲標準	中國參考標準	相關疾病發病的危險性
偏瘦	<18.5	<18.5	<18.5	低（但其他疾病危險性增加）
正常	18.5~24.9	18.5~22.9	18.5~23.9	平均水準
偏胖	25.0~29.9	23~24.9	24~26.9	增加
肥胖	30.0~34.9	25~29.9	27~29.9	中度增加
重度肥胖	35.0~39.9	≧30	≧30	嚴重增加
極重度肥胖	≧40.0			非常嚴重增加

我的減肥歷程

—某美國企業中國區總裁

我一直以來都為肥胖而煩惱，而且肥胖已給自己帶來了危害，「收穫」了高血壓、脂肪肝等疾病。年齡越來越大，腰圍越來越粗，感到很惶恐，所以我一直想減肥。為了減肥，我問過很多朋友，他們提供的辦法各種各樣。包括飲食法，在一段時間內只吃肉不吃澱粉類的東西；針灸療法，針灸時一頓飯只能吃某一種食物，如蝦或肉類；去醫院做抽脂手術；喝減肥茶排油等。還有一些鍛鍊方法，如每天游泳，連續跑35分鐘，做仰臥起坐，使用甩脂機等。

但我光聽就害怕了，覺得自己難以做到。比如飲食法，只吃肉不吃飯，對我就是不可能的事；針灸其實我覺得是個幌子，根本就是節食；抽脂好嚇人；減肥茶會傷害身體，比如對肝臟有損害；甩脂機根本就是假的，沒有消耗怎麼會減肥；連續跑35分鐘我做不到；游泳倒是辦過一次卡，堅持了3個月沒有什麼效果就放棄了。可能我這一生也減不掉了，但現在這個年代，胖不光對身體不利，還是懶惰、窮的代名詞，我想減肥！但一直拖了很多年，沒有辦法。

有一次，我和叢遠新交談，跟他說我自己的煩惱和顧慮，他告訴我，不要相信太多的方法。總體上來講，如果一件事情，你很樂意去做，你就能堅持長久。如果不願意，就會放棄，這是人的本能反應。以上種種方法，如果你認為很痛苦，就說明這種方法不可行，應該放棄。另外，每天只要總攝入量小於總消耗量，自然就可以減肥了。他說人的任何活動要愉悅、和諧才能長久。比如減肥不一定要用激烈的方式，也可以透過走路來解決，這樣既有效又省錢。

我覺得他說的很有道理，如果說一下讓我跑35分鐘或更長時間很難做到，那麼走路是沒有問題的。可以快走，不舒服的話，可以先慢走，等適應了沒有問題後再跑步，只要自己高興就行，不要勉強。鑒於以往，我游泳減肥沒有效果而放棄，這次我決定買一個體重計來檢測自己的成果。

首先，我買了一個精密體重計，可以測量體重、水分以及體脂率，然後買了一

個計步器，用來測運動量，還買了一些普洱茶，幫助減肥。開始我每天大約走3公里，然後稱重，堅持了大約3個月減掉6.5公斤，腰圍也縮小了6公分多，這是我第一次減下來這麼多，而且我認為我還可以再減掉10公斤。以前我曾經想，如果每公斤肉花5萬塊能減掉的話，我願意花錢，只要不讓我痛苦，我相信很多人有類似的想法。現在我沒有花什麼錢，就將體重降下來了，感覺身體狀態也比以前好多了。

為了便於與大家分享，我再把自己的經驗總結一下。

1.運動是減肥的好方法，走、跑都可以，只要你感覺不吃力，愉快就能持久。

2.最好買個體重計來量自己的體重，不然很有可能看不到效果就放棄了。

3.運動減肥不但能減掉體表脂肪，還可以減掉內臟脂肪（胖的最大問題），可以使身體更健康。

4.不要採取一些極端的方法減肥，對身體不好，效果也不好。

一年後，這位朋友成功減肥9公斤，舒張壓降低了15，血壓恢復了正常，輕度脂肪肝消失。並且反應精力更加充沛，精神狀態非常好。

後來，他在跟叢遠新聊天時說：「本來我對減肥已沒有信心了，以為今生永遠不能與健康為伍了。但和你交流後確實改變了我的觀念。讓我懂得，只要堅持正確的方向，持之以恆，日積月累總歸會有成果的。你有幾點啟發了我，一是沙漏型身材才是最好的，而不是單純的瘦；二是要感到快樂才行，不快樂的事情不長久。使用真正有效的方法本身就很快樂。我最認同你的就是這幾點：1.有效運動是保持良好健康的最佳方式。2.集中精力是改善工作效率的有效方法。3.日積月累，循序漸進，總歸可以達到目標。」

超重者對整體生活的感觀常常更加豐富，選擇了合適的鍛鍊方法不僅對身體有益，對整個生活也會帶來美好的變化。愉快地運動後，身體變得舒服、愜意了，心裡平和了；吃得更香，卻不用擔心長胖；睡得更甜，醒後大腦更加清醒、銳利、敏捷，學習、工作效率更高，使人更具激情和活力，讓人看起來更年輕健康、美麗漂亮！

如何選擇高效的減肥運動項目

　　儘管行意合一可以將各項運動的減肥塑身效果發揮至最佳值，但不同運動項目的減肥、塑身效果還是不一樣的。我們認為，最利減肥的運動項目為快走、跑步，以及含有走跑的各種全身運動，比如籃球（打全場）、羽球（單打）、跳操、爬山、爬樓、跳繩等。這些整體性運動所消耗的熱量遠非單手握舉啞鈴等局部性的運動所能比。

　　一位80公斤的超重者若去健身房握舉5公斤的啞鈴，每次舉高15公分，很有可能20次就累得沒勁了（手臂的力量與大腿相去甚遠），所消耗的體能（僅考慮對啞鈴做功）大約是他爬上20公尺高的7層樓體能的1%。

　　而且，爬樓這種高耗能運動結束後，脂肪還會燃燒較長時間，爬樓速度越快越是如此。而握舉5公斤的啞鈴結束後，脂肪很難繼續燃燒較長時間。

　　無須花費一分錢、人人皆可為的簡單活動往往卻是減肥效果最佳的。很快就會讓手臂累得失去感覺的「高級健身」運動卻可能是減肥效果最差的。

　　因為前者抓住了主要矛盾，推動了整個80公斤的身體在運動，所消耗體能當然遠非局部肢體運動所能比。

　　以雙腿推動全身移動就是最好的減肥運動，不僅耗能高，而且還可持續較長時間。

　　如果覺得爬樓太累，難以持續，則可跑步，如果跑步還是覺得太喘，則可快走，這是每個人都能做到的，而且效果很好。總之，必須抓住主要矛盾，從事全身運動，減肥自然就很容易。

　　走、跑、跳等減肥效果也可以被人們輕易感受到，大體來說，耗能越高，心跳越高，只需透過脈搏測量一下自己的心率即可。

　　最簡單的，往往反倒是最有效、最實用、最易行的！

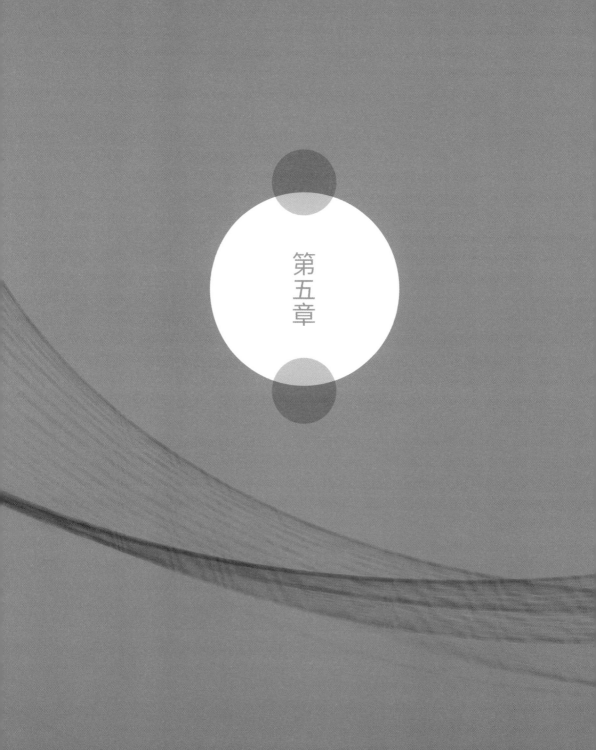

第五章

行意合一：
伸展聖經

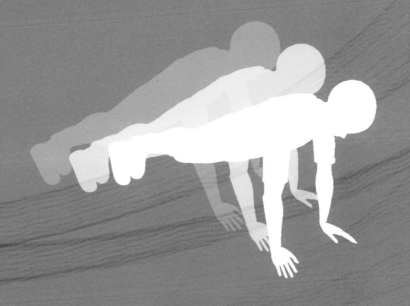

　　「伸展」，可以說是近年來一個很熱的詞，很多人已經養成了在運動前後進行伸展練習的習慣了。不過，目前在伸展方面存在一定的爭議。世界衛生組織《關於身體活動有益健康的全球建議》和《美國人身體活動指南》第二版未專門提出建議，中國的《全民健身指南》則建議運動前後進行伸展。本書則認為，對普通人而言，伸展應體現在行意合一的過程中。

　　由於缺少運動導致現在很多人柔韌性變差，韌帶筋腱縮短，彎腰駝背，步幅短小……不僅影響體態，更影響了身體健康。

　　因此，適度鍛鍊非常重要，可防止早衰，有益身心。前面已經舉過一些例子了：

> 跑了一個暑假，變高了點，走路時也自然能抬頭挺胸，很有精神。

> 跑了1年，由72公斤下降到51公斤，脂肪肝沒了，讀書時駝背的跡象完全消失了，身姿尤其挺拔。

　　人們在走跑時，會自然伸展雙腿和脊椎，形成了較日常生活更高的「走路身高」和「跑步身高」，缺乏運動者進行走跑鍛鍊後，能塑造出更加高挑、挺拔的身姿。

　　然而，並不是所有鍛鍊都有快走、跑步一樣的自然伸展效果，一些專家發現，很多人從事某些所謂「健身運動」時，依然彎腰駝背、步幅短小、四肢未伸展開，於是創編了一些伸展運動以彌補「健身」的缺陷，並擴展到其他各種運動項目中，使得各種伸展運動多如牛毛，不同專家創編的伸展運動常常各不相同，甚至還有相互矛盾的地方，讓普通民眾無所適從。

　　還有專家警告：「伸展運動有28個誤區，錯1次毀掉全部努力，還會造成嚴重傷害。」、「伸展必須學習專門的技術，必須遵循嚴格的模式，必須由非常專業的教練指導進行，否則，一旦方法不對，會導致受傷等不良後果，有些傷害還是永久性的。」

　　事實上，很多專家的伸展理論並沒有被科學研究證實，尤其是運動前必須伸展的理論，已經被大量研究證實是錯誤的。有研究顯示，對絕大多數的運動項目來說，運動前伸展並不能有效降低受傷機率，更不能防止受傷事件的發生，研究還顯示，運動前伸展會導致力量下降，影響鍛鍊效果，如果強行提高效果，有受傷的風險。現在很多伸展專家都反對普通人在跑步等常規運動前做伸展準備了，一般只建議運動前做做熱身。

　　關於運動之後伸展可消除延遲性肌肉酸痛[1]的理論，現在也存在爭議。有科研人員找來一批志願者進行試驗，發現伸展無助消除延遲性肌肉酸痛，但也有專家說，伸展消除延遲性肌肉酸痛只對部分運動有效，而且方法特別嚴格，如果不對（如時間太長、伸展強度太高或者太低）就無效。

　　總而言之，對普通人來說，常常面臨一個困難的抉擇。一方面，缺乏快走、跑步、爬樓等運動導致柔韌性變差、韌帶筋腱縮短……；另一方面，專業的伸展運動可能彌補上述缺陷，也可能沒效果，還可能起反效果，各種爭議，讓人無所適從。

　　本書鄭重建議，如果缺乏快走、跑步等運動導致柔韌性變差，那就透過規律的運動來解決這些問題，普通人都能做到，還不會產生副作用。

在自然的運動中讓身體受到合理的伸展才是王道。

　　本書所推薦的行意合一理念能讓人的身體在運動過程中受到最好的伸展，很多所謂的專業伸展技巧並不能與此相比，而且，對於普通大眾來說，既容易理解又能輕易做到。在運動的過程中既能透過眼睛直接觀察到伸展開的體態，又能親身體會伸展的感覺。

---

❶ 延遲性肌肉酸痛：身體進行大運動量，特別是開始一項新運動，運動項目改變或運動強度突然增加後，一段時間內出現的肌肉酸痛現象，英語簡稱DOMS。

行意合一讓運動本身變成最佳的伸展運動

　　自然界中，動物是不需要伸展的。比如老鼠看到貓，不可能說：「貓咪大叔啊，你先等會兒，待我壓好腿，伸好腰，做好伸展準備再來追我吧 ……」長期在田地裡幹活的農民勞作前和行軍打仗的戰士戰鬥前，也是不需要伸展的。

　　這是什麼道理呢？下面以行走為例來簡單說明。運動生物力學專家在研究行走時曾鬧了個大笑話，他們以為，剛點瞬間（雙支撐瞬間，前腳剛剛著地瞬間，也是前後腳分開最大的瞬間），身體重心最低，身高也最低。似乎誰都能理解，前後腳分開得最大，身高當然最低啦。可是後來專家們進一步研究時發現，慢走時確實如此，但快走時卻剛好相反。因為快走時會節奏性地伸展身體至剛點，身體伸展至最大值，形成了超過平常的「行走身高」。行走速度越快，整體性和連貫性越強，越趨於行意合一，伸展效果越佳。

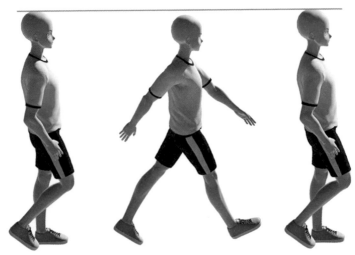

運動生物力學專家曾經以為人的行走身高是如圖這樣的

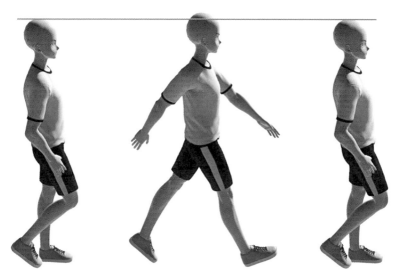

快走時是這樣的

　　而且，這種伸展是整體性的，至剛點，四肢、脊椎等整個身體均處在最大程度的對拔拉長狀態。

　　擺動腿及同側胯向下伸展至最長狀態，同側肩則向上伸展至最長狀態，擺動腿同側胯（骨盆）向前轉動至最大值，擺動腿同側肩則向後轉動至最大值，異側肩則向前轉動至最大值（行走較慢者感覺不明顯，跑步時，一般都能感覺到），支撐腿蹬伸至最大值，且超過了正常站立時的長度。

　　此刻四肢（包括肩、胯）均呈最大伸展狀態，且四肢的擺動角度均達到了最大值；同時，脊椎處在最大程度高挑挺拔狀態。這是鍛鍊腰、背、頸的好方法，也是每個人與生俱來最自然的鍛鍊方法，是防治腰椎、頸椎疾病非常好的方法。大家也應明白為何久坐會導致腰、背、頸傷痛了吧？因為相應部位得不到應有的鍛鍊，一旦進行走、跑等自然性的活動後，就會緩解和恢復，因為這些自然性的活動正好可以使之受到全方位的均衡鍛鍊。

　　總之，整個身體全都處在「一開俱開」、「一伸，統身皆伸」的伸展狀態，

肩、胯、臂、腿、腰、背、頸等所有器官同時伸展開來，這是任何非自然的所謂專業伸展動作所不能及的。相較於歷經百萬年進化而來的精妙無比的天生人體智能，伸展專家們的專業水準只能是滄海一粟。

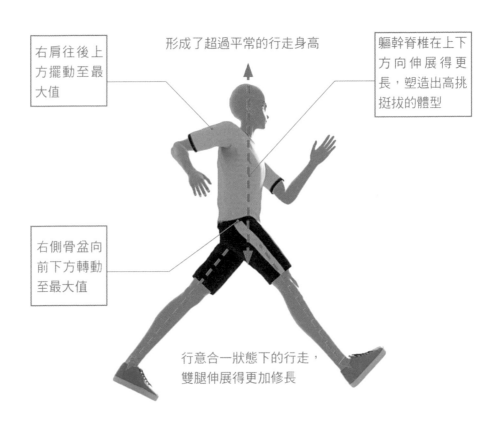

右肩往後上方擺動至最大值

形成了超過平常的行走身高

軀幹脊椎在上下方向伸展得更長，塑造出高挑挺拔的體型

右側骨盆向前下方轉動至最大值

行意合一狀態下的行走，雙腿伸展得更加修長

　　行走時伸展的好處遠不止如此。這種自然的伸展非常輕鬆，借由蹬腿力量，人們不經意間就會本能地將脊椎伸展至非常挺拔的狀態，順勢利用支撐腿提供的離心力，我們也會在不經意間本能地將擺動腿伸展至最大值……。

　　行走時的伸展非常自然、舒暢，極具節奏感，這種節奏感完美至極！

　　每一步自然地伸展一次，循序漸進中伸展至最大值，而後又放鬆下來，循環

往復。沒有任何疼痛，只有振奮、愉悅、舒服，以至我們正常行走時都感覺不到身體的伸展（拼命挑戰極限的競走運動員例外，有時會由於持續的過度伸展而抽筋，也有因過度的超越將後背伸展疼的）。而各種非自然的所謂「專業伸展」常常會費勁地將人們弄痛。

因此，對普通人來說，堅持行意合一，就能讓身體得到很好地伸展。

不只是行走，跑步、爬樓、打球、跳繩、拖地等各種運動都是如此。如能達到行意合一狀態，則每次至剛點，身體都會得到一次全方位的伸展，這種效果遠非各種單純的伸展動作所能及的。

另外，對普通人來說，堅持行意合一，在各種運動中將身體充分伸展好，遠比某個時段專門從事所謂的伸展運動要好得多。

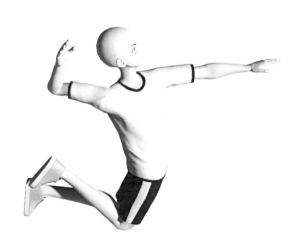
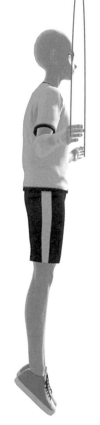

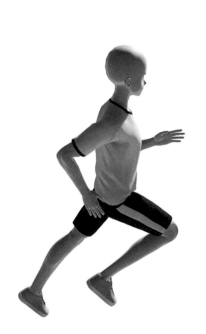
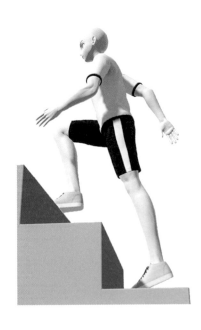

最重要的伸展是運動過程本身

對普通人來説，行意合一可以讓各種運動本身變成最好的伸展運動。反過來，運動過程中的合理伸展也是促進行意合一的關鍵因素。

從動作的角度來説，一方面在剛點瞬間充分伸展開可以達到最大速度、力量。另一方面在受外來衝擊力之前充分伸展開，可有效緩解衝擊力、降低身體受傷的風險。

從意識的角度來説，伸展可以使人振奮、愉悅。

伸展的一個重要作用在於促進行意合一，如果運動過程本身沒有達到行意合

一，卻在運動前後伸展，這其實
是本末倒置。

前面第二章已經提過，從運
動生物力學角度來說，動作伸展
品質越高，發力效果越佳，如膝
關節由 70° 增加到 170°，蹬地力
量可由體重的 1 倍增加至 6 倍多。

因此，高品質的伸展是有效
發力的一個關鍵因素。

下面簡單介紹前面介紹過的
一些運動是如何在運動過程中進
行伸展的。

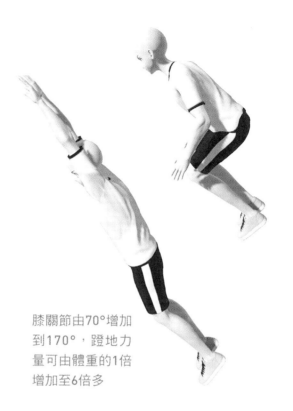

膝關節由70°增加
到170°，蹬地力
量可由體重的1倍
增加至6倍多

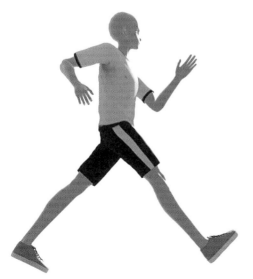

🎯 快走

快速行走時，身體（脊椎及四
肢）充分伸展開後，步子大，速度
快，精神振奮愉悅。

行意合一

🎯 跑步

　　跑步時的伸展不僅利於蹬地，還利於前腳著地緩衝，從而減少衝擊力，保護膝蓋。

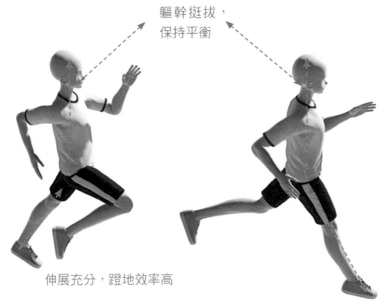

軀幹挺拔，
保持平衡

伸展充分，蹬地效率高

著地前瞬間，前腿充分伸展開有3點作用：1. 利於增大步幅。2. 利於延長著地時間，減緩衝擊力，保護膝蓋等關節不受傷。3. 利於累積彈性勢能，提高體能利用率

🎯 伏地挺身

　　做伏地挺身時，肩、臂充分伸展開可以大幅度增加推地力量，是將身體從地面快速推離甚至躍起的必要因素。伸展在不知不覺中就進行了。

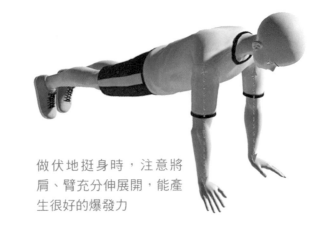

做伏地挺身時，注意將肩、臂充分伸展開，能產生很好的爆發力

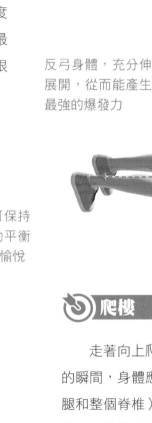

單槓引體向上

在引體向上之前，將整個身體充分伸展開成反弓形，然後再收縮整個身體，引體向上，速度可以達到不伸展的多倍，產生最大強度的伸展爆發力，意識也很振奮、舒暢。

反弓身體，充分伸展開，從而能產生最強的爆發力

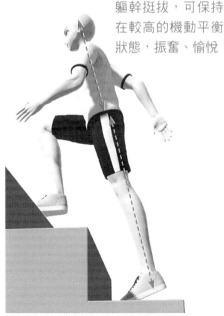

軀幹挺拔，可保持在較高的機動平衡狀態，振奮、愉悅

支撐腿充分伸展開，則能以最小的力達到最大的蹬地效果

爬樓

走著向上爬樓梯時，後腿蹬離地面的瞬間，身體應充分伸展開（包括支撐腿和整個脊椎），可以達到較好的蹬地效果，精神也振奮、愉悅。如果是跑著向上爬樓梯，身體充分伸展開的作用會更加明顯，不管是蹬地效果還是精神的振奮、愉悅程度都是如此。

第五章／行意合一：伸展聖經

走跑下樓

走台階下樓時，在前腳著地瞬間之前將身體（前腿及整個脊椎）充分伸展開，並在著地瞬間放鬆緩衝，能有效降低衝擊力對膝關節的傷害，如果是跑著下樓，那麼，充分伸展開身體的優勢更加明顯。有調研發現，高樓（無電梯）住戶膝關節炎的患病機率比住平地的要高出20%，所以下台階時，伸展身體時保護膝蓋的作用是不可小覷的。

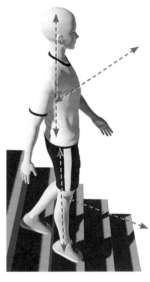

軀幹挺拔，可保持在較高的機動平衡狀態，振奮、愉悅

將身體充分伸展開再著地，有利於減少衝擊力對膝關節的傷害，並且能累積彈性勢能，提高體能利用率

總而言之，運動過程中高品質的伸展可以使走路、跑步、爬樓、單槓引體向上、伏地挺身等運動達到最佳速度、力量，並能減緩衝擊力，避免受傷，還能使人振奮、愉悅，進入行意合一狀態。

離開了運動過程再伸展往往是本末倒置，甚至還會起反作用。比如跑步或者走跑下樓時不積極伸展開身體緩衝，對身體的衝擊傷害可能已經形成（新陳代謝較低的老年超重者尤其如此），運動結束再伸展已經失去意義了。

在運動之前做各種伸展，但到了跑步或者單槓引體向上等關鍵過程中不伸展開，那麼，運動之前的伸展則無價值可言。另外，運動之前的伸展大多會對運動過程中的伸展起反效果，多項研究顯示，運動之前伸展會降低運動過程中的伸展效果，使最大力量下降7%～30%。

因此，對普通人來說，運動過程中的伸展才是最重要的，可以使單槓引體向上等運動達到數倍的力量效果，可以減少下樓梯和跑步時膝蓋受傷的風險，可以

使精神更愉悅。普通人最需要的是在走路、跑步、爬樓、跳繩、洗衣等日常生活和運動過程中伸展開身體。這最簡單，而且也最快樂。

行意合一狀態下的伸展優勢

對普通人的運動鍛鍊而言，相較於很多專業的伸展運動，行意合一狀態中的伸展運動具有很多優勢。

① 簡單，一般人都能理解。

② 易行，一般人都能做到。

③ 實用，由於滲透到走路、跑步、爬樓、洗衣、洗碗等生活各個方面，讓所有體力活動都能很好地伸展身體，這遠非每天伸展一會兒所能比的。

④ 高效，節奏性運動中，每個週期都能讓整個身體受到均衡地伸展，遠非局部靜力伸展所能比。

⑤ 合乎正常人的需求，在運動過程中自然伸展身體可以極好地促進速度、提高力量，降低受傷風險，愉悅心情，促進行意合一，這是伸展對運動的根本價值所在。離開運動過程本身去伸展其實沒有什麼價值，甚至還可能起反作用。

最後再聲明一下，本書主要針對普通人的運動鍛鍊進行討論，對少數專業運動（舞蹈、競技武術套路等）項目，伸展是有益的，至於如何伸展，請遵循相應領域專業人員的指導。

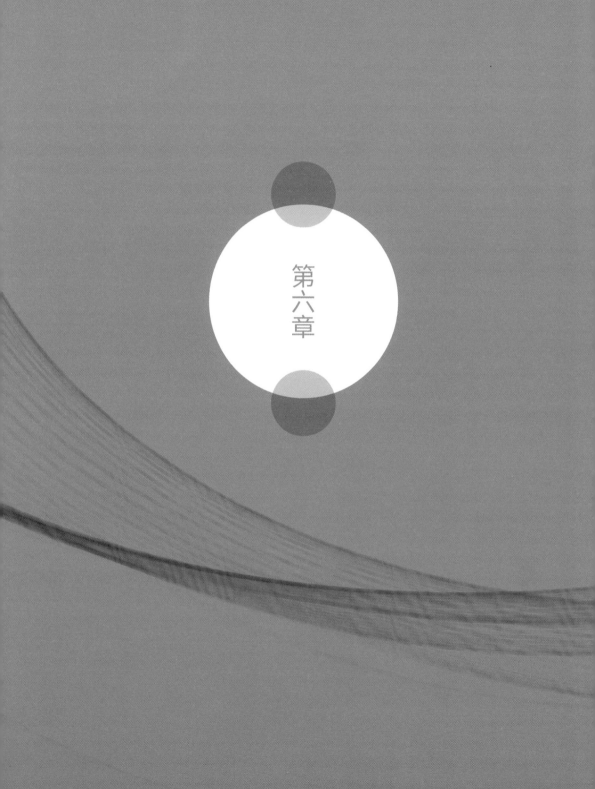

第六章

腦力活動啟示

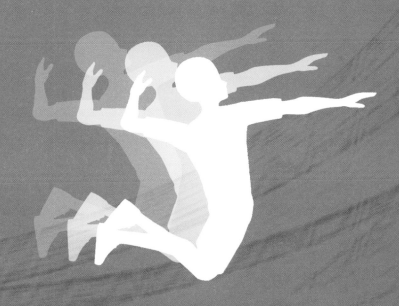

有人認為，運動鍛鍊可以啟迪智慧，塑造各種美好的性格。但如何啟迪智慧、塑造美好性格，卻鮮有說得清的。實際上，現代奧運之父古柏坦也有類似的想法和困惑。他創辦現代奧林匹克的初衷是「最好地完善人性」。在不斷地超越進取中逐漸完善運動技能，並能舉一反三，將特定運動時的卓越才華轉移到所有活動中去，從而形成一個多才藝的成熟、飽滿、完善的個體。

但是，古柏坦卻又不得不承認，那些在水中異常果敢的游泳運動員在上岸面對人生海洋的波濤洶湧時，卻可能變得灰心喪氣；擊劍場上目光敏銳的運動員來到人生的戰場中，卻可能失去了洞察力；國際象棋棋藝傑出者並未表現出過人的視覺空間智慧；傑出的賽馬職業裁判也未表現出過人的數學能力。另外，語文出色者數學未必佳，生物出色者政治卻可能很差。

> **腦力活動與體力活動，以及不同腦力活動之間，有著截然不同的差別。**
>
> 　　不過不同的腦力活動之間也不是完全沒有聯繫，如中國傳統文化的道家、儒家都注重相通，武術、書法、中醫、音樂等都能通到文化上，都能通到行意合一。

西方學科界限分明，差異很大，但是根據心理學家對有傑出才華以及創新能力的人的研究顯示，優秀的事物同樣具有一定的相通性。

本書所說的傑出才華，是指各領域專業技能傑出者；所指的創新能力，是指在各領域有新的發現、發明者。傑出才華更多的是對已有知識的學習能力，創新能力更多的是對未知問題的解決能力。

具有傑出才華相對容易，各行各業的頂尖專家都是，但是具有創新能力相對較難，這需要解決新的難題，推動整個行業向前發展，牛頓萬有引力定律的發現和愛因斯坦相對論的發現都是典型的創新，非一般頂尖專家所能及。

下面就傑出才華和創新能力做一定探討。

傑出才華

人們在運動時進入行意合一狀態時，表現出高度的整體性和連貫性兩大典型特徵，其中，整體性可以產生最大速度、力量等效果，連貫性可以將不同時刻的動作效果累積起來。

非常有趣的是，心理學家研究發現，國際象棋大師等傑出人才的思維結構也具有類似的典型特徵：高度的整體性和連貫性，這與傳統武學所推崇的行意合一理念相吻合。

整體性、連貫性思維為傑出才華人士的共性

研究人員發現，象棋大師的一大過人之處在於具有超強的整體性，瞟上幾眼就能記住整個精湛的棋局，因此常常能同時跟十多個人對弈並取勝，而且這種整體性優勢具有普遍性。

橋牌高手在多場牌局後，仍記得出過的牌。

資深音樂家聽過一遍音樂就能寫出樂章的曲譜。

電腦程式設計師能重組大量的電腦編碼。

…………

愛因斯坦在介紹其過人優勢時曾說：「我易於從整體上切中要害，但無法輕鬆從事數學運算，那既非我所願，也非我所長，其他人可以在這些細節上做得更好。」

楊振寧指出：「現在很多人研究物理就是在那裡算東西，實際上沒有看到一個十分清楚的物理圖像，這個圖像其實比那些演算更重要。」

物理大師弗里曼・戴森在一次演講中指出，他與費米（中子物理學之父，傑

出理論和實驗技術的天才）短短20分鐘的交流所獲比從奧本海默（著名物理學家，「曼哈頓計劃」的領導者，被譽為「原子彈之父」）那裡20年學到的還多。因為費米告訴他，從事物理理論研究有兩個方面非常重要：非常清楚的物理圖像和非常準確且能夠自圓其說的數學形式。忽視了前者就如盲人摸象，得不到真諦，除非能重生明眸。

事實上，不僅物理如此，即使是被公認最為抽象的數學也是如此，國際數學大師、微分幾何之父、「沃爾夫數學獎」（同「菲爾茲獎」被共同譽為數學界的最高榮譽）獲得者陳省身指出：「好的數學就是應用數學。」

人們曾一度認為，數學發展就是要研究一些數學結構之間相互的、非常美的、非常妙的關係，最終卻發現，這些極度美妙的關係反應的居然都是自然而真實的世界，是可以透過直觀感受到的整體圖像，美妙、簡約且又極實在。

有人發現，華裔數學家陶哲軒（世界級的超級天才，被《探索》雜誌評選為美國40歲以下最聰明的科學家，年僅31歲就已榮獲數學最高榮譽「菲爾茲獎」）可以10秒看完一篇數學論文（熟悉專業領域的論文），表現出驚人的閱讀速度。

對於普通人來說，整體性優勢也易於理解。舉個例子，成年人一眼就能看完「中華人民共和國」幾個字，剛識字的小孩就要慢慢唸完「中——華——人——民——共——和——國」才知道其含義，兩者的理解差別顯而易見。

所謂連貫性，簡而言之就是邏輯推理能力。拿國際象棋來舉例，有了較強的邏輯推理能力，就能利用組織完善的連接系統，獲取任何想要的細節。連貫性為數學、物理等高手所擅長，其意義不再詳述。

如何才能具備大師們的整體連貫性思維

如何像大師一樣，訓練出高超的整體連貫性思維，腦力活動與體力活動有著如

下一致性。

第一 10年規則。

　　要想在大腦中建立複雜的知識結構，就得不斷努力。諾貝爾經濟學獎得主、人工智慧研究的開拓者赫伯特・賽門提出了「10年規則」，他認為要掌握任何技藝，10年的艱辛歷程是無法避免的，天才們所付出的努力往往是常人難以想像的。這與頂尖運動員的訓練是一致的，沒有誰天生就具有傑出的運動技能，都是長期訓練而成的。

第二 不斷進取，精益求精。

　　僅有長期的訓練遠遠不夠，還需要全身心投入，不斷超越和提高，精益求精。一個經過正規訓練的武術或者籃球運動員，能在較短的時間內超過練習多年的業餘愛好者。因為前者更多處在超越和提高中，精益求精，後者相對鬆懈，水準不易提高。這與腦力活動也是相通的。

第三 注意放鬆。

　　前文提及，體育教練有個法寶，就是「放鬆」。只要學員技術不到位，幾乎都可以用不會放鬆來解釋。放鬆的最大好處就是能協調全身肌群完成每一個細微動作，從而在速度、力量等方面達到極致。

　　腦力活動也是如此，研究人員曾對那些能速算、速記的超人進行過研究，發現這些超人在計算或者記憶時，大腦是放鬆的，腦電波處在 α 低頻率（右腦的天然頻率，右腦更善於從整體上思考問題），整個左右腦能同步協調工作。而常人

加速計算或者記憶時，腦電波往往會加速至更高的 β 頻率（左腦的天然頻率，左腦更善於連貫起來思考問題），使左右腦無法協調，反倒難以迅速思考問題。

因此，要想訓練思維的整體流暢性，使自己像天才那樣思考問題，就必須學會放鬆，從而使得左右腦以及腦中的其他區域達到協調，並使思維連貫起來。否則，思維活動會變得片面、低效，而且還容易使大腦疲勞。

在日常生活中要注意放鬆，如睡眠是最佳的放鬆方式，數學天才陶哲軒介紹自己管理時間的一個訣竅就是白天適度打瞌睡以充分放鬆身心，提高接下來的工作效率。

創新

創新能力與行意合一理念也有著一定相通性。

一般來說，創新能力強的人往往都具有傑出才華，但是，才華傑出者未必具有創新能力，比如當今一個頂尖的物理學教授可以輕易掌握最前端的專業知識，包括牛頓萬有引力定律，不過又有幾人能像牛頓那樣發現萬有引力定律呢？

創新者的年齡特徵

行意合一在動作方面具有整體性、連貫性的基本特徵。這就意味著需要大量時間的高耗能訓練，顯然年輕人在這方面更具優勢，所以運動員的巔峰時期都在年輕時。

非常有意思的是，頂尖科學家最傑出的發現也在年輕時居多。

1666年被稱為牛頓的奇蹟年，他已經得出了微分學思想，總結出萬有引力定

律，還將可見光分解為單色光，在數學、力學、光學3個領域都做出了開創性的貢獻。這一年牛頓只有23歲。

愛因斯坦最偉大的3項發現全都在26歲那年，他發表了5篇劃時代的科學論文，其中最重要的當然是創立狹義相對論的《論運動物體的電動力學》和《物體的慣性和它所含的能量有關嗎》。一年之內，愛因斯坦在布朗運動、量子論和狹義相對論這3個方面都做出了開創性的貢獻，這些貢獻中的任何一個都足以贏得諾貝爾獎。

除了這兩位大名人，普朗克、波耳、薛丁格、包立、狄拉克等許多物理學天才對量子論做出重大詮釋時幾乎都是20多歲的男孩，以至於有人把量子力學戲稱為「男孩物理學」。

創新、探索研究需要非常活躍的思維，還得有大量持續、專注的腦力活動，70歲的老年人顯然不可能跟20歲的小夥子相比，從這個角度來說，「少壯不努力，老大徒傷悲」是很有道理的。

不過需要說明的是，並非所有的腦力活動都是如此，尤其是政治方面的，經驗、資歷比智力更加重要，一般很難在年輕時獲得最高成就。

創新者的行為特徵

著名的心理學者、心流理論的創始人米哈里・契克森米哈伊帶領學生訪談了包括14位諾貝爾獎得主在內的91名創新者，分析他們的人格特徵，總結出這些創新者的一些共同特徵，其中有兩大共性。

第一 創新過程是快樂的，都享有至美的心流體驗，而心流也正好是行意合一時的情緒體驗。

行意合一

第二 創新者能包容相互矛盾的兩種極端性格，他們所表現出來的思想和行為傾向，在大多數人身上是分離的。包容並不意味著中庸和平均，也不是處在兩極中的某個位置，而是能根據情境的需要，從一個極端轉變為另一個極端。

富有創造力的人能充分包容兩個極端卻不會感到內在的衝突。也可以說，他們的思想更加健全和完善，個性更加飽滿，具有更加廣泛的相容性，這種相容是自內而外的自然流露。瑞士心理學家卡爾・榮格認為，這是成熟的人格。

研究人員發現，富有創造力的人一般具有以下10個典型特徵。

① 通常精力充沛，但也會經常沉默不語、靜止不動。這些群體有著較強的激情和活力，必要的時候能夠將精力像鐳射一樣聚焦起來用於工作，放鬆時善於補充精力，所以經常處於休息狀態，睡很多覺。這並不是天生遺傳的結果，而是透過試錯過程掌握的一種實現目標的策略。

② 很聰明，但有時也很天真，實際上也就是既善分析也善聚合。所謂天真，是指像小孩子一樣，思維自由而緩慢，極具發散性，且非常連貫，能產生各種新穎的觀點；所謂聰明，是指能快速區分新穎觀點的好壞，從而能避免無用功。

③ 玩樂與守紀律或負責與不負責相結合。

④ 在幻想和牢固的現實之間轉換。如開始進行富有創意的工作時，藝術家會像物理學家一樣嚴肅，物理學家會像藝術家一樣放飛思緒。

⑤ 兼容內向和外向兩種相反的性格傾向。

⑥ 非常謙遜，同時又很驕傲。

7 具有雙面（同時具有侵略性與合作性、剛強與敏感、控制與順從）性格，具有創造力的女孩比其他女孩更加堅強、更有影響力，男孩則更加敏感，更少具有侵略性。

8 集傳統與反叛獨立於一體。不深入某個領域進行足夠的學習，便無法富有創造力，但一味遵循傳統只會墨守成規，失去創造性。

9 對自己的工作充滿熱情，但同樣會非常客觀地看待工作。沒有熱情，很快會對充滿困難的任務失去興趣，但如果不能保持客觀，工作就不會做得優秀，而且會缺乏可信度，甚至帶來危險。

10 富有創造力的人的坦率與敏感使他們既感到痛苦煎熬，又享受著巨大的喜悅。

上述道理看似不難，絕大多數人也都能明白，但是由於缺乏訓練，大多人難以做到，可謂是「知而不行」。

當然，不可能每個人都成為天才，不過，科學家研究認為，每個人都可以具有天才那樣的行為特徵，雖然不能有萬有引力定律、相對論那樣偉大的發現，但卻可以在各自的平凡崗位上做出小的發明創新，只要訓練方法得當即可。如上述第一條道理，要動靜皆宜，就是透過試錯過程掌握的一種實現目標的策略。

行意合一理念正好具有對這種相互矛盾的極端性格的包容。就運動動作而言，行意合一理念重視動靜、快慢、剛柔、開合的節奏性變化，強調這些矛盾是相輔相成的，而且是符合人類生理規律特徵的。

最典型者如剛柔並濟，不僅是太極拳的特徵，也是所有節奏性運動的特徵，順應這個規律可以發揮最大運動效果，如最頂尖的短跑運動員蹬地力量反倒比一流運動員小，動作更加輕柔。

　　另外，相較於征服、超越的西方身心二元論，行意合一理念更強調意識與行為的融合統一，這也被科學所證實為最頂尖運動員的共性，同樣也適用於腦力活動。

　　因此，行意合一理念有助於在一定程度上塑造創新性格。

附錄1：行意合一的嚴格定義

　　行意合一，即動作行為與意識融為一體，動作具有高度的整體性和連貫性，意識具有享受、專注、連貫的特徵，且動作與意識非常和諧統一，具有同步一致（日常生活中，動作與意識常常是非同步發生，一般是先有意識，後有動作，所想的未必能做到）和相輔相成（日常生活中，運動動作常常難以促進意識的享受，甚至會促進痛苦）兩個特徵。

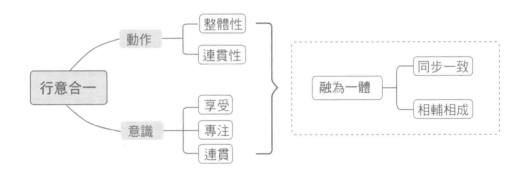

動作

整體性

　　整體性，即利用全身相關肌群發力做功產生能量，以產生最大運動距離、速度、力量等運動效果（或盡可能利用全身各肌群吸收傳遞過來的能量轉化為彈性勢能以重複利用，既能節約體能，又能避免局部受力過大而受傷）。一般人在大多數運動中可以依靠本能做好，只需加強速度、力度等即可。

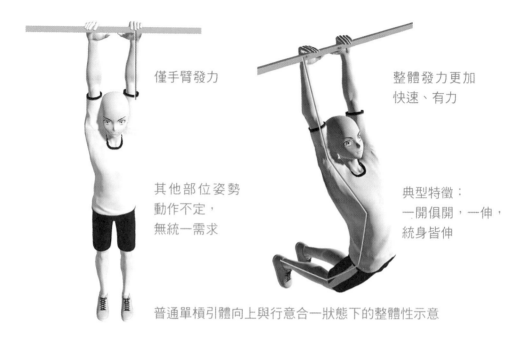

僅手臂發力

整體發力更加
快速、有力

其他部位姿勢
動作不定，
無統一需求

典型特徵：
一開俱開，一伸，
統身皆伸

普通單槓引體向上與行意合一狀態下的整體性示意

🎯 連貫性

連貫性，能使各肌群產生的能量高效傳遞並
好好利用。

**柔轉剛
階段**

各肌群產生的能量逐次傳
遞到局部疊加起來，從而
產生最大的速度或者力量
等效果。

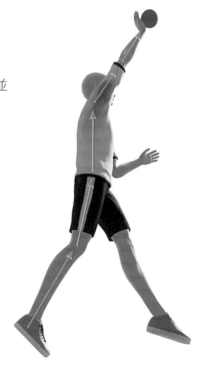

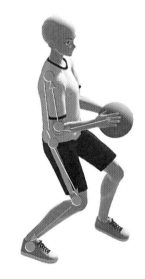

剛轉柔階段

局部的能量能迅速傳遞分散至全身各肌群儲存起來，既能迅速化解局部所受的強大衝擊力而不致受傷，又能實現能量的重複利用。

接籃球時，將其高速飛來的籃球動能迅速轉化為肌肉和骨骼彈性勢能儲存起來

所謂剛柔，即節奏性運動中，最剛勁有力的瞬間為剛點，累積了最大彈性勢能的瞬間為柔點，則整個運動就是在剛柔之間不斷轉換的過程，且剛柔能相輔相成，相得益彰。簡而言之，節奏性運動中的鬆緊交替變化就是剛柔的交替變化。

意識

在意識方面，「心流」已經有了非常成熟的理論體系，本書直接引用（儘管傳統武術也有類似的理論，但其精確性和科學性都偏差，實用價值遠不及心流）。

意識包括享受、專注、連貫3個方面。

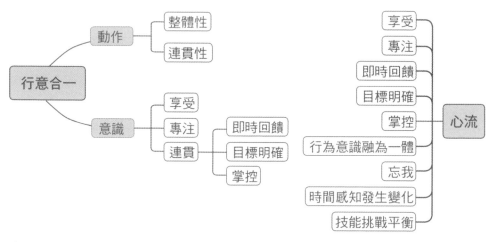

享受

享受是指體驗活動即動機本身，比如，之所以去跑步是因為喜歡跑步，而非為了健康長壽或者減肥等其他原因。

專注

專注即注意力高度集中，心無旁騖，全神貫注。

連貫

連貫，其實就是對整個運動過程非常清晰，任何時候都非常清楚自己做了什麼，下一步該怎麼做，又能輕易掌控，所以自然能非常連貫。

意識的連貫可以促使享受和專注連續下去。具體來說，連貫主要表現在以下3點。

1 即時回饋：

感受到活動的即時回饋，非常清楚自己做了什麼，在做什麼。

2 目標明確：

非常清楚每一步該怎麼做，不需要慢慢思考。

3 掌控：

掌握整個運動過程，不會患得患失，不用擔心練不好或者練錯了。

動作與意識融為一體

人在行意合一時，動作與意識是融為一體的，具有同步一致和相輔相成兩個特徵。

同步一致

動作和意識是同步的，不經思考也能完成，實際上已經形成了條件反射。就像自然行走時，無須意識引導，大腿便能帶動小腿自然擺動。日常生活中，動作與意識常常是非同步發生，一般是先有意識，後有動作，所想的未必能做到，譬如，年輕人常常有了起床上班的意識後，還遲遲不肯起床。如果不需要上班，有一些年輕人甚至可以睡到中午。

相輔相成

動作的整體性、連貫性正好能促進意識的享受、專注和連貫；意識的享受、專注和連貫也有助動作的整體性和連貫性。動作與意識相互促進、相得益彰。

行意合一

以行走為例

我都是走大步，盡量邁到最大幅度，感覺走起來就不想停下了，精神也會很好，這就是動作對意識的促進作用；反之，如果產生了享受意識，那麼，行走自然容易持續下去。

以跑步為例

跑步時「止不住飛奔」、「有種停不下來的感覺」、「越跑越精神」，這就是動作對意識的促進作用；反之，如果意識上很享受，那麼，跑步運動自然易於堅持。

反之，心裡想著跑步，期望能一路狂奔，腿卻像灌了鉛似的挪不動，這就不是相輔相成，而是相互掣肘了。具體來說，動作與意識的相輔相成遵循如下規律。

1

動作的整體性與意識的專注相輔相成：動作的整體性（前提是體力體能允許）促進意識的專注，動作整體性越強，意識越容易專注；意識的專注有利動作的整體性，三心二意容易影響動作的整體性。

2

動作的連貫與意識的連貫相輔相成。

3

動作的整體連貫性與意識的享受相輔相成：動作的整體連貫性越強（前提是體力體能允許），精神越振奮，越容易產生享受意識；反之，意識享受了，也有利於動作的整體連貫性。

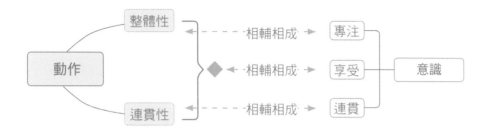

行意合一並非源自外在的標準，而是內在的一致性。

行意合一不是什麼高深的理論，而是人類與生俱來的天性，只是很多人在不斷地比較、征服等過程中迷失了自己，越走越遠，越發遙不可及。事實上，只要我們留意羽毛球、爬山等各種資深運動愛好者（為了運動而運動，而非為了減肥、長壽或者其他動機而運動）就會發現，上述動作與意識的融合統一是普遍現象，「聆聽」身體的聲音，順勢為之，自然就會進入美妙的行意合一狀態。

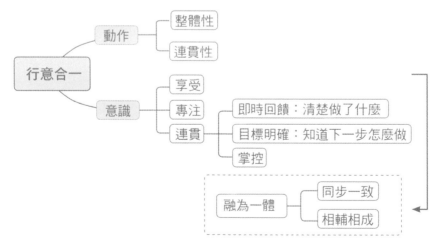

行意合一完整結構圖

行意合一理論需要改進的地方

目前，行意合一面臨的問題是，在動作與意識的相輔相成方面，需要進一步的實驗論證。動作的整體性和連貫性有利於意識的享受（前提是體力、體能達到），但研究有限（目前的研究很少，僅行走、舞蹈等），需要進一步論證。

理論上，動作的整體性越強，越能促進意識的專注，意識的專注也有利於動作的整體性；動作的連貫性與意識的連貫性也是相互促進的。

受訪的吳京、梁長興、趙慶建等武術冠軍也支持該理論，但要推而廣之，需要進一步的廣泛調研。

總體來說，行意合一理論宏觀上是顯而易見成立的，但要深入到各種實踐活動細節中去，還需要進一步的研究和推進，有待武術界、科學界的努力。

附錄2：武術冠軍訪談錄

在撰寫本書過程中，訪談了部分武術冠軍，現附上供讀者參考。

本訪談錄由吳彬安排，叢遠新記錄。

吳京、梁長興、趙慶建均是吳彬的學生。吳京為著名導演、演員，多次獲得全國武術比賽槍術、對練冠軍。梁長興多次獲得全國形意拳冠軍。趙慶建獲2007年第九屆世界武術錦標賽刀棍總冠軍、2008年北京奧運會武術男子刀術棍術全能比賽冠軍。

吳京

吳彬老師教學特徵優勢

吳老師非常注重核心技能的強化訓練，對基本功要求極高。

正踢腿、側踢腿、弓步衝拳、馬步衝拳等每天反覆練習，讓我們學會控制每一塊肌肉，形成了牢固的肌肉記憶。核心技能形成後，就能達到練刀成刀、練槍成槍的地步，九節鞭呀、樸刀呀就是發力方式不同而已，不同的拳種、器械也就肌肉使用的側重點不一樣而已。

吳老師善因材施教，能根據我的特點，邀請不同風格的頂尖高手予以授課，做到兼收並包、博採眾長，這很讓我受益。吳老師在看了我的通背拳練習後，請了專門的通背拳名師為我演示，這位元老師站我前面，在肩膀幾乎沒動的情況下，右手從他前面向左繞過來打我的臉頰，讓我充分體會到通背拳放長擊遠的技術特徵。

吳老師思維不固化，具有創新意識，如槍，我們都想著在如何練好攔、拿、扎、劈、蹦、穿、點時，他卻在想著如何將傳統大槍的技術吸納過來，將傳統武術嫁接到現代武術裡面，畢竟現代武術也是為了傳統武術的繼承和發展，我們不能因為覺得老的東西不好或者不實用就離棄，吳老師對傳統武術的發揚是下了很多功夫的。

關於心流

（前文曾介紹過，吳京在拍《太極宗師》時，一次深夜在大操場上獨自練習太極拳，練完一套沒有想又順帶開始了，一共練了3次。）當時每一套練完收勢後再重新開始，我都是完全沒有意識的，不知不覺就練下來了，這就是進入了心流狀態。

如何才能產生心流？

首先必須招熟，形成肌肉記憶，每一招不用刻意去想，不用回憶，能下意識完成時，才有可能產生心流。招熟了，就能將意識集中在肢體的內在感知上，感受每一塊肌肉、每一根筋、每一個細微動作的變化，不斷地感知，細節就會變得越發清晰，慢慢地就能感知到貫穿動作變化的勁路上，心流就開始慢慢出現了。根據相應感知不斷優化動作品質，使意識與動作行為更加和諧統一，意識就會集中在越發連貫、順暢地貫穿全身的勁路上，心流就會越發明顯和穩定。總而言之，我自己的感覺是，招熟後，意識集中到內在感受上，心流就慢慢開始，並趨於穩定。

另外，動作的整體性越強，越容易產生心流。整體性越強，參與的肌肉群越多，傳回的感覺越豐富，量也越多，幸福感越強。

動作連貫性越強，越容易持續下去。因此，最好能在相對封閉的空間練習，否則，就像老爺爺寫字，孫子不斷去搶奪毛筆，是很難產生心流的，無法持續專注下去。

🎯 武術與人生

我認為練好武術可以達到一理通、百理融的效果。首先，拳、槍等器械具有高度相通性，這個我之前已經提過了，只要基本功扎實，不同的拳種、器械也就是發力方式、肌肉使用的側重點不同而已。我拍《戰狼》時，要先進行軍事訓練，我對現代軍事槍械上手就特別快，這跟練武時塑造出來的平衡能力、協調能力、肌肉控制能力等綜合因素有著很大關係。另外，我們公司有邏輯架構圖，拍電影也有邏輯架構圖，這和太極拳、八卦掌的邏輯架構圖其實是一個道理。

梁長興

🎯 吳彬老師教學特徵優勢

我個人認為，吳老最大的特點是兼容並蓄、因材施教。吳老不僅自己教我，還會邀請國內各派名家前來指點。因此到了後來，我基本上對國內各派武術的特點成竹在胸，視野自然比一般人要高。再結合自己的風格勤加練習，多次奪冠就是水到渠成的事情了。另外，吳老比較注重因材施教，針對不同學員的教學方案不盡相同，從而最大程度上發揮了學員的個性特長。

🎯 習武的快樂及形意拳的真諦

我最喜歡動作順暢的感覺，而且這也是練好武術的關鍵所在。我參加形意拳比賽多次奪冠，在第一次奪冠後，繼續勤加練習，並拜訪更多名師，第二年參加

比賽時更加成竹在胸，以為會穩操勝券，參賽時我特別注重發力，以期更上一層樓，再創輝煌，結果成績反倒不佳。因為太重發力了，動作不夠自然順暢，反倒失去了形意拳的真諦。

放鬆、順暢是武學關鍵所在，你看拳王路易斯，打拳時身體是非常放鬆的，所以動作非常犀利明快。越放鬆，反倒越有力。我記得有個鉛球運動員也有跟我類似的經歷，第一次參賽奪冠後，第二次已經不再滿足於奪冠了，而是期望打破世界紀錄，特別地使勁，結果成績反倒不及第一次比賽。

因此，對形意拳，我比較推崇郭雲深前輩的體悟：「練拳術者不可固執不通。若專以求力即被力拘；專以求氣，即被氣所拘；若專以求沉重，即被沉重所捆墜；若專以求輕浮，神氣則被輕浮所散。所以然者，外之形式順者，自有力；內裡中和者自生氣，神意歸於丹田者自然重如泰山；將神氣合一，化成虛空者，自然身輕如羽。故此不可專求，雖然求之有所得焉，亦是有若無，實若虛，忽忘忽助，不勉而中，不思而得，從容中道而已。」

練拳不可偏執，務求順暢，循序漸進，自然可以達到武學前輩所推崇的「不思而得」的境界，使動作意識逐漸趨於和諧統一。

關於武術套路與拳擊、大槍

其實，武術套路與拳擊是不矛盾的，可以相得益彰，練習散打、拳擊等可以更好地幫助體悟動作正確性。

20世紀80年代初，不論是社會上的呼聲，還是我們上級領導的建議，都有這樣一種精神，那就是專業練武術的隊員在打套路比賽的同時必須要練散打而且還要每年參加全國的散打比賽！因此北京武術隊緊追快上，我們請來著名羽量級國家拳擊冠軍王守晰先生指導3個月的拳擊基礎訓練，那叫過癮！

後來國家體委察覺到如果套路運動員的身體在散打中任何一部分有傷痛，就會直接影響套路比賽的成績，因此取消武術隊員必須同時參加散打比賽的規定！當時一副棄用的拳擊手套我收藏起來了，卻成了我5個外甥、侄子最喜歡的「玩具」，我媽媽要到處藏才行，不然小哥5個會打得鼻青臉腫。

如果不用擔心衝擊比賽成績，武術套路習練者適當練習下拳擊是有益的，而且也很有趣。武術器械可以說是手臂的延伸，拳械是相通的。像我練的形意拳，就是「脫槍化拳」而成，理論源自大槍。拳、槍都重視三尖對照[①]，練好形意拳後再練大槍就容易得多。另外，練習大槍又能反過來促進拳術，比如練習大槍更容易找到力達槍尖的感覺，根據這種感覺更容易把拳練對。

大道歸一

能把心裡話講出來的人才算是忠貞之士，我時常有一個難於言表的感觸，那就是我總感到真正的武林絕技（拳術）不是已經消失了，而是千百年來傳說演義中的那些出神入化的真正武功根本就沒有過。如果把影視中李小龍與葉問的真實生平與武技看作是先前武林大師的真正模樣，那我們可能就不必惦念那些已逝去的武林風采了。總之，現實是殘酷的，回憶與願望是美妙的。

其實，傳統拳再受重視也已斷代很多年了，口傳心授的東西離本來面貌差距太大，不過，在民間把覺得有道理的東西湊在一起，去蕪存菁，去偽存真還是能看到或找到支離破碎、一招半式的好東西。另外，武術意境很廣很大很深，我認識的一些武學前輩基本上走遍大江南北，走訪了各種流派各個拳種發源地，做了大量的實地考察學習，對武術已有非常精闢的認識，那就是萬變不離其宗，到了終點全是一樣的，所以在一個拳種裡找不到的內容，或許在另一個拳種裡能夠找

---

❶ 三尖對照：大槍要求槍尖、鼻尖、腳尖在同一立面上。形意拳要求手尖、鼻尖、腳尖在同一立面上。

尋到。

從奧林匹克史來看，後人在「高、快、遠」上要比前人「先進」得多，因為新的紀錄總在不斷地創造！當然，茶餘飯後聊聊前人的絕技，並給自家的門宗貼貼金也無可厚非，但研究武藝理應言行一致，腳踏實地，實事求是，沒親身見過與體驗過的應三思而行。我個人的淺見是：中國武術的精華應關注在精氣神、形意力以及身心靈和諧並健的修練上。

武術與普通競技體育的差別

相較於其他競技體育，武術不太注重超越，更強調自我的完善，重視精氣神、形意力以及身心靈的和諧統一。因此，武術練到一定程度後，往往側重於熟練性和穩定性。從心理學上講，動作熟練後，人會對時間、空間、力量等各個方面細節的感知變得非常清晰，細微的線索能指引局部動作綜合成大的連鎖動作，建立起內部指導模式，意識直接參與減少到最低限度，行為與意識趨於同步，動作及其體系「自動化」了，從而達到傳統武術家所推崇的「身心合一」、「人槍合一」境界。

從生理學上講，練習的時間越長，動作就越熟練，能量在各環節之間的流轉效率也越高，動作越發連貫順暢，漸漸趨於最低能耗狀態，動作品質越發穩定。熟練後，不同肢體間，動作往往能以優美的連鎖反應方式實現，也就是傳統武術所強調的「節節貫穿，勢勢相承」、「遍體氣（能量流）流行，一定繼續不能停」、「神氣貫穿，絕不間斷」。所謂的內氣、內勁其實就是動作熟練後，能量流在體內的高效流轉。

高品質的熟練性和穩定性是我那時在北京武術隊蟬聯10次團體冠軍的一個重要因素，在比賽選手實力相當、風格各異以至於裁判難以評判的情況下，誰的套路動作穩定性高，誰就得利。

趙慶建

吳彬老師教學特徵優勢

如果僅教出一、兩個冠軍，或許是運氣使然，如果能教出一大批冠軍，而且，這些冠軍遍布世界各地各行各業，不僅武術很出色，其他業務都很扎實，那必有過人之處。我個人認為吳老教學的最大優點是視野開闊、因材施教，至少，這最讓我受益。

我是吳老的最後一屆弟子，剛進武術隊時，可能因為是新人的緣故吧，吳老對我特別關照。他那時是總教練，相對自由，常常會花費半天時間專門觀察我訓練，然後做出針對性指導。這是我最佩服吳老的一點，善因材施教，故總能確保學員不斷進步。

吳老視野開闊，教學風格不拘一格，不會局限於武術動作本身，他會透過籃球等其他項目對我進行啟發教育，這讓我很受益。總而言之，他總能找到方法，讓你不斷進步，讓人不得不信服。

武學相通性

不同武術拳種之間具有很大的相通性，練武具有一通俱通的效果。

運動相通是普遍的規律，練過武術的人在這方面優勢特別明顯。一個重要的原因就是練武更重視腰、腹、肩、胯等大肌群的協調訓練，故而，有過武術功底的人學籃球、羽毛球等遠比一般人上手快。特別是需要腰、胯協調全身發力時，有武術功底的人更容易做好。

行意合一

快樂及精髓

「順」是練好武術的關鍵所在，而且，我覺得練拳最大的快樂就是一個字——順。一旦動作順暢，就會很舒服，很愉快，不由自主地進行下去，別人看著也舒服。如果動作不順，會感到彆扭、難受，而且也不好看。當然，舞蹈等其他運動也注重順，但更多地偏向小肌群的運動，而武術則是包括了腰、腹、肩、胯等大肌群的全身性運動，強調「一動無有不動」，更加通透、酣暢。

努力將動作練順，可以帶來無窮的快樂，有時走在路上，我都會情不自禁比畫比畫，力求更加順暢。記得有一年過年，本來想上午練一會兒，結果練著練著就停不下來了，從上午練到下午，從下午練到晚上，我們全隊都是如此，不為別的，就是想練得更好、更順，這就是武術的魅力所在，遠比看電影、電視等其他娛樂更令人陶醉。動作順暢了，自然會逐漸達到物我兩忘的愉悅狀態，意識與行為高度融合，不知覺間，一系列動作便一氣呵成，非常過癮。

總之，注意動作順暢，自然會練得越來越好，而且動作越順，練習者越發快樂，別人看著也越發舒服，這就是武術。

練武的好處

相較於現代競技體育運動強調的超越，武術更重視技能的完善，重視動作與意識達到和諧統一，是可持續性的，可以練到老，一輩子受益。

比如，一位80多歲的武術高手可能每次只有1分鐘的體能，但是，在這1分鐘內，他能完勝一個20多歲的小夥子。只要休養好，他就能負重，走路被碰撞也能不摔跤，不輸普通小夥子。

參考文獻

❶ Mihaly Csikszentmihalyi, Beyond boredom and anxiety；Experiencing Flow in Work and Play, Jossey-Bass, 2000

❷ 米哈里·契克森米哈伊《心流：最優體驗心理學》中信出版社，2018

❸ 米哈里·契克森米哈伊《創造力 心流與創新心理學》浙江人民出版社，2015

❹ 大衛·邁爾斯《社會心理學》（第11版）人民郵電出版社，2016

❺ 泰勒·本-沙哈爾《幸福的方法》中信出版社，2013

❻ 國際皮耶·德·古柏坦委員會〈奧林匹克主義古柏坦文選〉人民體育，2008/8/1

❼ 戚繼光《練兵實紀》中華書局，2001

❽ 戚繼光《紀效新書》中華書局，1996

❾ 馬虹《陳式太極拳拳理闡微》北京體育大學出版社，2001

❿ 徐震《徐震佚文集》山西科學技術出版社，2006.

⓫ 徐震《太極拳譜理董辨偽合編》山西科學技術出版社，2006

⓬ 徐震《萇乃周武術學》山西科學技術出版社，2006

⓭ 徐震《太極拳考信錄》山西科學技術出版社，2006

⓮ 孫祿堂、孫劍雲《孫祿堂武學錄》人民體育出版社，2001

⓯ 江百龍、林鑫海《明清武術古籍拳學論析》人民體育出版社，2008

⓰ 任鴻、手臂錄《無隱錄釋義：明代槍法短兵解密》山西科學技術出版社，2016

⓱ 高壯飛、若水《千思百問太極拳》中國海南出版社，2005

⓲ 顧留馨、沈家楨《陳式太極拳》人民體育出版社，2006

⓳ 扎齊奧爾斯基《運動生物力學：運動成績的提高與運動損傷的預防》人民體育出版社，2004

⓴ 全國體育學院教材委員會《運動生物力學》人民體育出版社，2000重印

㉑ 王琳、牟少華《競走運動及競走運動員訓練》民族出版社，2005

㉒ 菲利普·E·羅斯《天才思維解密》環球科學，2006

行意合一

運動 與 意識 融為一體，體驗運動新感受。

編　　著	吳彬、叢遠新	
	呂韶鈞	
編　　輯	秦雅如、吳雅芳	
校　　對	秦雅如、吳雅芳	
美術設計	潘大智	

發 行 人　程顯灝
總 編 輯　呂增娣
資深編輯　吳雅芳
編　　輯　藍勻廷、黃子瑜
　　　　　蔡玟俞
美術主編　劉錦堂
美術編輯　陳玟諭、林榆婷
行銷總監　呂增慧
資深行銷　吳孟蓉
行銷企劃　鄧愉霖

發 行 部　侯莉莉
財 務 部　許麗娟、陳美齡
印　 務　許丁財
出 版 者　四塊玉文創有限公司

總 代 理　三友圖書有限公司
地　　址　106 台北市安和路 2 段 213 號 4 樓
電　　話　(02) 2377-4155
傳　　真　(02) 2377-4355
E－mail　service@sanyau.com.tw
郵政劃撥　05844889 三友圖書有限公司

總 經 銷　大和書報圖書股份有限公司
地　　址　新北市新莊區五工五路 2 號
電　　話　(02) 8990-2588
傳　　真　(02) 2299-7900

製版印刷　卡樂彩色製版印刷有限公司

初　　版　2021 年 4 月
定　　價　新台幣 350 元
Ｉ Ｓ Ｂ Ｎ　978-986-5510-58-9（平裝）

本書繁體版權由中國輕工業出版社有限公司獨家授權出版和發行

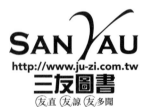

國家圖書館出版品預行編目 (CIP) 資料

行意合一，運動與意識融為一體，體驗運
動新感受。/ 吳彬、叢遠新，呂韶鈞編著.
-- 初版 .-- 臺北市：四塊玉文創有限公司，
2021.04　　　面；　公分
ISBN 978-986-5510-58-9(平裝)

1. 運動健康 2. 武術

411.71　　　　　　　　　　110003131